老年健康水平综合评估

秦殿菊 辛小林 主编

燕山大学出版社

·秦皇岛·

图书在版编目（CIP）数据

老年健康水平综合评估 / 秦殿菊，辛小林主编. —秦皇岛：燕山大学出版社，2021.12
ISBN 978-7-5761-0272-7

Ⅰ.①老… Ⅱ.①秦… ②辛… Ⅲ.①老年人－健康状况－评估 Ⅳ.①R161.7

中国版本图书馆 CIP 数据核字（2021）第 262844 号

老年健康水平综合评估
秦殿菊　辛小林　主编

出 版 人：	陈　玉
责任编辑：	孙亚楠
封面设计：	刘馨泽
出版发行：	燕山大学出版社 YANSHAN UNIVERSITY PRESS
地　　址：	河北省秦皇岛市河北大街西段 438 号
邮政编码：	066004
电　　话：	0335-8387555
印　　刷：	涿州市般润文化传播有限公司
经　　销：	全国新华书店

开　本：787mm×1092mm 1/16		印　张：10.5	字　数：220 千字
版　次：2021 年 12 月第 1 版		印　次：2021 年 12 月第 1 次印刷	
书　号：ISBN 978-7-5761-0272-7			
定　价：42.00 元			

版权所有　侵权必究

如发生印刷、装订质量问题，读者可与出版社联系调换
联系电话：0335-8387718

《老年健康水平综合评估》编者名单

主　　编　秦殿菊　辛小林
副 主 编　彭丹梅　刘俊英　孙秀娜　杨青建　徐　静
编　　者　（按姓氏笔画排序）
　　　　　王　耐（承德医学院附属医院）
　　　　　巴春贺（承德医学院附属医院）
　　　　　平　萍（承德医学院附属医院）
　　　　　成　帅（承德医学院）
　　　　　孙秀娜（承德医学院）
　　　　　刘俊英（承德医学院附属医院）
　　　　　张　荣（承德医学院）
　　　　　张　强（承德医学院）
　　　　　辛小林（承德医学院）
　　　　　杨青建（承德医学院）
　　　　　孟书静（承德医学院）
　　　　　徐　静（承德医学院）
　　　　　徐萌泽（承德医学院）
　　　　　彭丹梅（承德医学院）
秘　　书　孙秀娜　杨青建

前 言

在我国，随着老龄化进程的加速，老年人口的数量越来越多。关注老年人的健康水平，提高老年人的生存质量，是医务人员尤其是从事老年医学工作的一线工作人员不可推卸的责任。《老年健康水平综合评估》一书是为从事老年医学工作的一线工作人员专门编制的工具书。本书围绕老年健康水平评估这一主题，从老年人的特点、老年人身体评估、老年功能状态评估、老年精神心理评估、老年社会行为评估及常见老年综合征的评估六个方面进行全面阐述。本书文字简单明了，内容通俗易懂，对从事老年医学工作的工作者来说是一本很全面的工具书，另外，本书还可以作为老年医学专业本科生、专科生学习老年健康水平评估的教材使用。

本书以当前临床最为常用的老年健康水平评估方法为基础，结合最新的国内外老年健康评估方法的科研成果进行编排，全面展示我国在老年健康水平评估方面的现状。本书在编写过程中力求突出简明、通俗、实用的特点，在章节开始时用案例导入，在章节内设置知识链接，在章节结束后设置小结，并附有学习检测及参考答案，这样的设置都是为了方便学习者更好地使用本书。本书在编写过程中得到了承德医学院附属医院老年科的大力支持和帮助，在此表示衷心的感谢。本书还参考了大量的书籍、评估量表等文献资料，在此向这些文献资料的作者表示真诚的谢意。

由于编者的水平和时间有限，本书也一定会存在很多问题和不足之处，恳请广大读者批评和指正。

目　　录

第一章　绪论 ··· 1
　第一节　老年人相关概念 ··· 1
　　一、老年人 ·· 1
　　二、老龄化 ·· 2
　第二节　老年人的特点 ·· 3
　　一、老年人的生理及心理特点 ·· 3
　　二、老年人的社会特点 ··· 4
　　三、老年人的患病特点 ··· 5
　　四、老年人的健康标准 ··· 6
　第三节　老年健康水平综合评估 ·· 8
　　一、概述 ··· 8
　　二、老年健康水平综合评估内容 ·· 10
　　三、老年健康水平综合评估方法 ·· 11
　　四、老年健康水平综合评估的注意事项 ··· 12

第二章　老年人身体评估 ·· 16
　第一节　健康史 ·· 16
　　一、概念 ·· 16
　　二、评估的目的及意义 ·· 17
　　三、评估内容 ·· 17
　　四、评估方法 ·· 19
　第二节　体格检查 ··· 19
　　一、概念 ·· 19
　　二、评估的目的及意义 ·· 20

三、评估内容 ·· 20
　　　四、评估方法 ·· 28

第三章　老年功能状态评估 ··· 37

第一节　认知功能评估 ··· 37
　　　一、概述 ·· 37
　　　二、认知功能障碍的临床表现 ····································· 38
　　　三、认知功能的评估 ··· 39

第二节　吞咽功能评估 ··· 43
　　　一、概述 ·· 43
　　　二、吞咽困难的临床表现 ··· 43
　　　三、吞咽困难的评估 ··· 44
　　　四、吞咽困难的护理 ··· 47

第三节　视、听及感觉功能评估 ······································· 47
　　　一、视功能评估 ·· 48
　　　二、听力功能评估 ·· 53
　　　三、感觉功能评估 ·· 57

第四节　运动功能评估 ··· 59
　　　一、运动的定义 ·· 59
　　　二、运动评估的目的及意义 ······································· 59
　　　三、运动评估的内容及方法 ······································· 59

第五节　日常生活能力的评估 ··· 62
　　　一、概述 ·· 63
　　　二、评估的目的及意义 ··· 63
　　　三、日常生活活动能力受损的临床表现 ····························· 63
　　　四、评估方法 ·· 63
　　　五、护理措施 ·· 65

第四章　老年精神心理评估 ··· 70

第一节　人格评估 ··· 70
　　　一、概述 ·· 70
　　　二、老年人人格特点 ·· 71

三、常用的评估工具 …………………………………… 71
　第二节　焦虑评估 ………………………………………… 74
　　　一、概述 ………………………………………………… 74
　　　二、老年人焦虑特点 …………………………………… 75
　　　三、常用的评估工具 …………………………………… 75
　第三节　抑郁评估 ………………………………………… 79
　　　一、概述 ………………………………………………… 79
　　　二、老年人抑郁特点 …………………………………… 79
　　　三、常用的评估工具 …………………………………… 79
　第四节　孤独感评估 ……………………………………… 82
　　　一、概述 ………………………………………………… 82
　　　二、老年人孤独感特点 ………………………………… 82
　　　三、常用的评估工具 …………………………………… 83

第五章　老年社会行为评估 ………………………………… 88
　第一节　角色功能评估 …………………………………… 88
　　　一、角色的内涵 ………………………………………… 89
　　　二、角色功能的评估 …………………………………… 89
　　　三、角色适应不良 ……………………………………… 90
　第二节　环境评估 ………………………………………… 90
　　　一、环境的定义 ………………………………………… 91
　　　二、物理环境 …………………………………………… 91
　　　三、社会环境 …………………………………………… 91
　第三节　文化评估 ………………………………………… 94
　　　一、文化背景评估 ……………………………………… 94
　　　二、文化休克的评估 …………………………………… 96
　　　三、评估方法 …………………………………………… 97
　第四节　家庭评估 ………………………………………… 99
　　　一、家庭的概念及特征 ………………………………… 99
　　　二、家庭评估的重要性 ………………………………… 99
　　　三、家庭功能的评估 ………………………………… 100
　　　四、家庭压力的评估 ………………………………… 102

第六章 常见老年综合征的评估……108

第一节 疼痛的评估……108
- 一、疼痛的定义……109
- 二、疼痛评估的目的及意义……109
- 三、疼痛评估的内容……109
- 四、疼痛评估的方法及工具……110
- 五、护理计划与实施……112

第二节 营养不良的评估……113
- 一、营养不良的定义……114
- 二、老年营养评估的目的及意义……114
- 三、老年营养评估的内容……114
- 四、老年营养评估的方法及工具……115
- 五、护理计划与实施……119

第三节 睡眠障碍的评估……121
- 一、老年睡眠障碍的定义……121
- 二、睡眠障碍评估的目的及意义……121
- 三、老年睡眠障碍评估的内容……121
- 四、睡眠障碍评估工具……122
- 五、护理计划与实施……123

第四节 尿失禁的评估……125
- 一、老年尿失禁的定义……125
- 二、老年尿失禁评估的目的及意义……125
- 三、老年尿失禁评估的内容……126
- 四、老年尿失禁评估工具及使用方法……127
- 五、护理计划与实施……128

第五节 大便失禁的评估……131
- 一、大便失禁的定义……131
- 二、大便失禁评估的目的及意义……131
- 三、大便失禁评估的内容……131
- 四、大便失禁的评估工具及使用方法……132
- 五、护理计划与实施……133

目 录

第六节 便秘的评估 ……………………………………………………………133
    一、便秘的定义 …………………………………………………………133
    二、便秘评估的目的及意义 ……………………………………………134
    三、便秘评估的内容 ……………………………………………………134
    四、便秘评估工具及使用方法 …………………………………………135
    五、便秘的护理计划与实施 ……………………………………………137

第七节 跌倒的评估 ……………………………………………………………140
    一、跌倒的定义 …………………………………………………………140
    二、跌倒评估的目的及意义 ……………………………………………141
    三、跌倒评估的内容 ……………………………………………………141
    四、跌倒的评估工具及使用方法 ………………………………………143
    五、跌倒的护理计划与实施 ……………………………………………144

第八节 衰弱的评估 ……………………………………………………………147
    一、衰弱的定义 …………………………………………………………147
    二、衰弱评估的目的及意义 ……………………………………………147
    三、衰弱评估的内容 ……………………………………………………148
    四、衰弱评估量表及使用方法 …………………………………………149
    五、衰弱的护理计划与实施 ……………………………………………149

第一章　绪　　论

导学目标
● 知识目标
1. 掌握老年人、老龄化的概念及老年健康水平综合评估定义。
2. 熟悉老年人的特点和健康标准及老年健康水平综合评估内容。
3. 了解老年健康水平综合评估的特点和评估的注意事项。
● 能力目标
1. 利用老年健康水平综合评估方法，对目标人群进行正确评估。
2. 根据老年人的患病特点，对患病老年人进行健康指导。

老年是人生命中的重要阶段。老年人处于机体的衰老阶段，机体的结构器官老化，功能下降，同时老年人还要面临许多重大的生活事件，身心方面有着巨大的波动。老年健康水平综合评估是护理人员对老年人进行全方位的评估，可以为老年人的身体健康提供全方位的健康水平报告，这不仅有利于提高老年人的生活质量，还可以减缓老龄化对我国社会资源及经济造成的不利影响。

第一节　老年人相关概念

案例 1-1
张某，男性，71岁，情绪激动后出现右侧肢体麻痹、不能活动，伴随语言表达障碍，1小时入院。入院后确诊为脑出血，经积极治疗和康复，2个月后好转出院。出院时患者仍有右侧肢体活动障碍、语言含混不清的状况。
请问：对张先生应重点评估哪些内容？

一、老年人

目前，对老年人年龄的划分，世界各国尚无统一标准。2000年，世界卫生组织对老年人的划分标准为：60～74 岁的为年轻的老年人，75～89 岁的为老年人，90 岁及以上的为长寿老人。西方一些发达国家认为 65 岁是进入老年的标准。中华医学会老年医学学会根据我国的国情规定：60 岁为我国划分中、老年人的分界点，60～89 岁为老年期，90 岁及以上为长寿期。

二、老龄化

人口老龄化是指在社会人口的年龄结构中，因年轻人口数量减少、年长人口数量增加而导致的老年人口系数相应增长的一种发展趋势。这包括两层含义：一是指老年人口相对增多，在总人口中所占比例不断上升的过程；二是指社会人口结构呈现老年状态，进入老龄化社会。根据 1956 年联合国《人口老龄化及其社会经济后果》的划分标准和 1982 年维也纳老龄问题世界大会的定义，当一个国家或地区 60 岁及以上人口占总人口的比重超过 10%，或 65 岁及以上人口占总人口的比重超过 7% 时，即意味着这个国家或地区处于老龄化社会。1999 年，我国 65 岁以上老年人口占总人口比例首次超过 7%，标志着我国正式进入老龄化国家。

2020 年 11 月 1 日第七次全国人口普查结果显示，我国 60 岁以上人口为 2.64 亿，占总人口的 18.70%，其中 65 岁及以上人口为 1.91 亿，占总人口的 13.50%，与 2010 年第六次全国人口普查相比，60 岁及以上人口的比重上升 5.44 个百分点，65 岁及以上人口的比重上升 4.63 个百分点，人口老龄化继续加剧。2018 年 4 月联合国人口与发展委员会发布公告，预计到 2050 年全世界老年人口将达到 20 亿，是 2017 年老年人口数量的 2 倍。《中国发展报告 2020：中国人口老龄化的发展趋势和政策》显示，到 2050 年中国 60 岁及以上的老年人口将接近 5 亿，占中国人口的 1/3，占全球老年人口的 1/4，是世界上老年人口最多的国家。老龄化社会、"未富先老"的矛盾使老年人口的照护和健康问题越来越突出。健康管理突出预防为主的理念，节约资源，降低疾病带来的经济负担。因此，对老年人进行健康水平评估，可以及时了解老年人群的健康状况，控制可能发生疾病的危险因素，帮助老年人群进行有针对性的预防性干预措施，成功地延缓、阻断甚至逆转疾病的发生发展进程，实现维护健康的目的。

知识链接 1-1

重视中国老年人群健康状况 推进健康老龄化国家战略

1999 年我国进入老龄化社会，截至 2017 年年底，全国 60 岁及以上老年人口 2.4 亿。目前，我国人均预期寿命约 76.4 岁，健康平均预期寿命约 68.7 岁，提示老年人将会有 8 年左右的时间与疾病相伴。主要特征表现为：慢性病患病率呈上涨趋势，失能老年人不断增加，老年人心理状况关注度不够，而且老年人健康水平呈现地区差异。老年人患病现状不容忽视，加强西部和农村地区医疗服务水平，提升对老年人的心理和精神关注，制定统一评价标准促进健康评估，推进新型医养结合模式，建立责权对等的老年保障体系，全社会、多维度齐抓共管保障老年人健康，对我国积极应对老龄化社会的构建、实现健康中国战略目标至关重要。

来源：王红漫.重视中国老年人群健康状况 推进健康老龄化国家战略[J].中华流行病学杂志，2019，40（3），259-265.

第二节　老年人的特点

一、老年人的生理及心理特点

（一）老年人的生理特点

老化或衰老是机体各组织、器官、系统在生长发育成熟后，随年龄增长而逐步出现的各种生理、代谢和功能的改变。老化是生命的正常过程，受遗传、生理、心理、社会等因素的影响。人体出现老化后，主要有以下生理功能的改变。

1. 外表体态的改变。身高在20岁左右达到顶点以后开始逐渐下降，骨质逐渐变得疏松易碎；皮肤皮下脂肪减少，皮肤变薄、松弛，皱纹增加；皮脂腺减少，皮肤干燥易痒，皮肤及毛发失去光泽；皮肤防御功能下降，损伤后愈合能力下降；皮肤感觉变迟钝，弹性差，出汗减少；毛发变细、脆，呈灰或白色，脱发增加；脂肪分布发生变化，腰部和腹部脂肪增多，呈梨形或苹果形体型；牙龈萎缩、牙齿松动脱落等。

2. 各系统改变。①心血管系统：血管弹性调节作用降低，心脏排出量减少，动脉粥样硬化程度加重，血管腔狭窄等。②神经系统：视力减退、出现老花眼、泪液分泌减少，嗅觉迟钝、味蕾减少、痛觉的敏感性减退，脑组织萎缩、记忆力减退等。③呼吸系统：肺活量降低、残气量明显增加，肺顺应性降低、最大通气量减少等。④消化系统：唾液分泌减少、口腔干燥、吞咽能力下降，胃肠消化功能减弱等。⑤泌尿及生殖系统：肾脏缩小、肾小管分泌和吸收功能减退，膀胱收缩力减弱、容量变小，常伴尿频、尿急及夜尿现象，男性老年人前列腺肥大增生而影响排尿，女性老年人子宫脱垂、膀胱膨出、组织松弛影响排尿，生殖器官萎缩等。⑥内分泌系统：内分泌器官出现不同程度的萎缩，内分泌激素紊乱，免疫功能下降，防疫功能减弱等。⑦运动系统：肌肉出现萎缩，骨质疏松，椎间盘退性变，关节软骨纤维化、滑囊变僵硬、骨赘生成等。

（二）老年人的心理特点

机体的各器官系统在逐渐衰退的过程中，受社会、家庭、经济、人际关系、身体健康状况等因素的影响，老年人的心理会发生明显的改变，主要体现在以下几个方面。

1. 感知觉改变。老年人感知觉如视觉、味觉、听觉、触觉、平衡觉、运动觉、内脏觉、空间知觉、时间知觉等都在发生改变。这些感知觉的变化会直接影响老年人对外界信息的接受及判断，产生误解及引发矛盾，而导致其出现丧失感、衰老感、隔绝感等心理问题。

2. 记忆力改变。老年人记忆力改变的特点体现在机械记忆下降，而运用有关知识进行的意义记忆较好；远期记忆保持较好，近期记忆减退较快。老年人记忆力下降的早晚、快慢受个体差异的影响较大。

3. 思维能力改变。老年人思维能力下降，反应迟钝，思维转换较为困难，逻辑思维出现障碍，特别是创造性思维下降明显等。

4. 情绪改变。老年人情绪趋向于不稳定，常表现出敏感、易怒、唠叨、爱争执等，一旦出现强烈的情绪反应后，需较长的时间才能平静下来。

5. 人格改变。老年人的人格改变表现在固执、守旧、不易接受他人意见及新事物、暴躁、孤独、猜疑等，这些属于适应不良的人格特征，但也有老年人表现出快乐、慈祥、宽容等良好人格特征。

二、老年人的社会特点

社会活动是生活的核心，是每个人在社会的互动中找到生活意义的基础。进入老年后，人的社会活动必然会随着衰老及社会角色的改变发生变化。

（一）社会角色改变

离退休是人生历程中的重大转折之一。老年人退休后，生活节奏、工作节奏都突然变得松弛缓慢起来。一种极度悠闲沉寂、无所适从和难以排解的孤独感会强烈地冲击每一个从生命的前台退居后台的老年人，使他们感到难以适应。离退休后的角色转换，是一种衰退型的转换。如果不能顺利地实现这一角色转换，就会出现一些不健康的心理问题，如孤独、寂寞、多疑、焦虑、抑郁等。

（二）社会活动参与改变

参与社会活动的基础条件是良好的健康状况和记忆能力。老年人参与社会活动必然受到以上条件的限制，同时还受到出行条件、交流对象范围、经济状况等的影响。但老年人是否继续参与一些社会活动，并不取决于年龄，而是由其健康状况和生活态度所决定。因此保持一种良好的生活方式、积极的社会活动参与状态，是帮助老年人克服衰老消沉、健康生活的重要方面。

三、老年人的患病特点

老年人在衰老的过程中出现生理、心理功能的变化，致使其患病时机体在临床表现上与其他年龄的人存在一些差异。

（一）患病率高

伴随着老年人平均寿命延长，老年人慢性病患病率逐渐增高，相关调查显示，老年人慢性病患病率为76%~89%，甚至更高。慢性病的发展趋势和流行病学调查资料显示，我国老年人常见的慢性疾病主要包括高血压、脑血管疾病、糖尿病、恶性肿瘤、慢性阻塞性肺病、前列腺增生和白内障等。

（二）临床症状不典型

老年人由于中枢神经系统退行性改变，导致其对疾病的感受性下降，即便是疾病发展到严重的阶段，自觉症状仍感受较轻。老年人患病常因症状表现不典型而没被及时发现，延误了诊断、治疗，甚至造成了致死的严重后果。比如老年人患肺炎，可能只表现为食欲差、精神萎靡、嗜睡等，无发热、咳嗽、咳痰、胸痛等症状，早期也很少在胸部听到啰音。老年人对疼痛的反应也较差，对出现剧烈疼痛的疾病如胃肠道穿孔、骨折、心肌梗死等可能仅会出现一些轻微不适或全无感觉。为此在老年人护理过程中，对其进行认真观察、仔细分析、及时发现问题是非常重要的。

（三）多病共存

老年人各组织器官功能衰退，储备能力、代偿能力、防御功能等都较差，且大多数老年人易同时患有多种疾病，这些疾病之间相互掩盖。各种症状累积，导致老年人身心负荷加重，使其全身状态急剧下降。同时，在多病共存的情况下常易发生各种并发症，一旦某一疾病出现急性变化，就可能导致其他疾病恶化、发展，致多功能器官衰竭，甚至危及生命。如长期患有高血压的老年人，同时患有心、脑血管硬化，当出现血压突然升高时，可能会出现脑血管意外、缺血性心脏病等。此外，老年人所患疾病大多属慢性疾病，病情恢复慢，病程持续的时间很长，常难恢复到患病前的健康状态。

（四）药物耐受性低

同样一种剂量的药物用于年轻人和老年人会表现出不同的治疗反应。老年人的耐受性低，容易出现药物副作用，且个体存在较大差异。老年人用药时对可用可不用的药就尽量不用，对肝肾功能影响较大的药应避免使用，特别是在多种药物共同使用时要考虑到药物之间的毒副作用对老年人机体的影响。

四、老年人的健康标准

自 20 世纪后半叶以来，随着生活水平的提高和医疗条件的改善，人口老龄化已成为世界性的社会发展趋势，越来越多学者和研究机构开始关注老年人健康问题。我国长期以来人们把生理机能正常，没有疾病和生理、心理功能缺陷作为基本的健康标准，但这样的评价标准并不完全适合老年人。中华医学会老年医学分会（以下简称分会）作为我国权威的老年问题研究机构，数十年来一直致力于老年人健康标准的制定。早在 1982 年分会就提出了关于老年人健康标准的 5 条建议。1995 年，分会又对 1982 年版标准进行了补充修订，将其调整为 10 条。2013 年，分会又与中华老年医学杂志编辑部合作，经多次讨论修改，于 2013 年 9 月公布了《中国健康老年人标准》（以下简称"13 版标准"）。

（一）13 版标准主要内容

1. 重要脏器的增龄性改变未导致功能异常，无重大疾病，相关高危因素控制在与其年龄相适应的达标范围内，具有一定的抗病能力。

2. 认知功能基本正常，能适应环境，处事乐观积极，自我满意或自我评价好。

3. 能恰当处理家庭和社会人际关系，积极参与家庭和社会活动。

4. 日常生活活动正常，生活自理或基本自理。

5. 营养状况良好，体重适中，保持良好生活方式。

（二）13 版标准注解

1. 本标准适用于 60 岁及以上人群，老年人指 60～79 岁人群，高龄老年人指 80 岁及以上人群。

2. 相关高危因素指心脑血管疾病的相关危险因素，主要有高血压、糖尿病等。

A. 老年人血压范围：血压正常为低于 140/90mmHg，其中高龄老年人应不低于 120/60mmHg；高血压（除年龄外无其他危险因素和病史）患者降压目标为低于 150/90mmHg，其中高龄老年人应不低于 130/60mmHg。

B. 老年人糖化血红蛋白（HbAlc）范围：血糖正常者 5.0%～6.5%；糖尿病（无糖尿病慢性并发症）患者 6.0%～7.0%。

C. 老年人血脂范围：胆固醇（TC）3.1～6.2mmol/L，低密度脂蛋白胆固醇（LDL-C）1.8～3.9mmol/L，高密度脂蛋白胆固醇（HDL-C）高于 1.0mmol/L，三酰甘油（TG）0.8～2.3mmol/L。

3. 简易智能量表（MMSE）总分在 27～30 分为正常，低于 27 分为认知功能障碍。按文化程度区分，文盲低于 17 分、小学低于 20 分、中学以上低于 22 分为痴呆。

4. 老年抑郁量表（GDS-15）简表总分 15 分，低于 5 分为正常。

5. 日常生活活动量表（ADL）总分100分，达到100分为正常，高龄老年人达到95分为正常。

6. 体质指数（BMI）适中，即体重（kg）/身高（m²）为 22.0～25.0kg/m²。

7. 生活方式良好，不吸烟，慎饮酒，膳食搭配合理，坚持科学锻炼。

（三）13版标准要点解读

13版标准与之前的标准相比，更加明确地传递了以下关键信息。

1. 13版标准着重强调重要脏器如心、脑、肾等器官的"增龄性改变"而非病理性病变，跳出了单纯以"器官系统无疾病、生理机能正常"为标准的传统健康观念。突出老年人身体指标相较于其他年龄阶段的特殊性，提示人们即使对于有病的老年人，只要其疾病在可控制范围，或者其功能状态尚能维持基本日常生活，即可视为健康老年人，因此须避免片面地以相关指标变化就做出"不健康"结论的现象。标准提出"具有一定的抗病能力"，着重在于强调要关注老年人整体的功能状态。

2. 13版标准特意关注老年人在增龄过程中可能产生的认知功能的变化，因而把老年人的健康标准之一界定为"认知功能基本正常"，从而承认并科学地把握老年人随年龄增长而必然表现出的认知变化。同时，"处事乐观积极""自我满意或自我评价好"等作为判断老年人健康状况的重要元素，这些标准融入了国际上较新的老年人健康概念，有利于调动老年人以积极的心态维护自我健康的主观能动性。

3. 13版标准充分体现了积极老龄化的原则理念。"积极老龄化"是以联合国关于"独立、参与、尊严、照料和自我实现"的原则概括出来的一个政策理论，它强调老年人应该充分发挥自己的潜能，积极参与社会活动，提高生活质量，使自身的健康、尊严、权利等尽可能获得充分的保护、照料及保障。13版标准鼓励老年人积极参与社会活动、积极融入家庭和社会，让他们意识到自己整个生命过程中的体力、精神状态及社会参与的潜力，即使高龄，但仍能发挥对家庭、同行、社会及国家的贡献，增加其幸福感和归属感。

4. 13版标准摒弃了传统观念中片面强调对老年人生活照顾务须周全的消极养老策略，强调老年人的生活自理能力以及日常生活活动状况，认为健康老年人生活应该能够自理或基本自理，即使老年人存在着疾病，但只要具备维持基本日常生活的能力便也可被视为健康老年人，这与以往认为"有病就不健康"的观念明显不同。

5. 13版标准注重生活方式对健康的影响，倡导老年人养成健康的生活习惯，从而积极预防疾病，提高健康水平。世界卫生组织曾经做过调查研究，结果表明，影响健康的因素着重表现在生活方式、遗传因素、社会因素、医疗因素、环境气候因素5个方面，而生活方式对健康的影响要占到各种因素中的60%，因此将养成良好的生活方式作为老年人健康标准确实有着非常积极的现实意义。

6. 13 版标准在具体指导临床评价中可能存在过于严格、具体量化指标不明确、可操作性不强、缺乏简单易行的工作方法等问题。2020 年 7 月，国家卫生健康委员会委托北京医院基于当前国内外老年人健康评估标准的最新研究成果，结合我国老年人的实际情况，制定我国最新版健康老年人标准，旨在为国家制定相关老龄政策、卫生部门及养老机构的老年人健康服务及老年人自我健康评价提供参考和依据。

当前我国尚缺乏成熟、完整、可操作性强的健康老年人评价标准。随着我国老龄化的加速发展，找出影响我国老年人健康的主要因素，制定适合我国国情的评价标准，明确老年人健康评估指标、分析和量化方法是我国下一步亟待解决的重要问题。

知识链接 1-2

1982 年老年健康标准的 5 条建议

中华医学会老年医学分会曾于 1982 年提出健康老年 5 条建议，建议认为健康老年人是指主要脏器没有器质性病变的老年人，具体建议有以下几点：

1. 躯干无显著畸形，无明显驼背等不良体型。
2. 神经系统基本正常，无偏瘫、老年性痴呆及其他神经系统疾病。
3. 心脏基本正常，无高血压病、冠心病（明显心绞痛、冠状动脉供血不足、陈旧性心肌梗塞）及其他器质性心脏病。
4. 无明显肺功能不全及慢性肺部疾病。
5. 无肝硬化、肾脏病及恶性肿瘤等。

来源：吕维善. 老年健康教育 [J]. 老年学杂志，1988（5）：261-262.

第三节　老年健康水平综合评估

一、概述

（一）老年健康水平综合评估定义

老年健康水平综合评估是护理人员为了保护老年人健康和功能状态，最大限度地提高老年人的生活质量而对老年人的身体、心理和社会经济状况等进行全方位的评估。老年健康水平综合评估现已成为老年护理研究、教学与实践中必不可少的工具之一，其在国外已得到广泛应用，在国内开展较晚，但目前也逐渐为越来越多的护理人员及家属所熟悉。

（二）老年健康水平综合评估特点

老年健康水平综合评估是老年护理的核心技术，它不同于传统的护理评估。老年综合评估不但包括对老年综合征的评估，还包括老年人的身体、功能状态、精神心理、社会行为等方面的评估。因此，老年健康水平综合评估具有以下几点明显的不同于传统护理评估的特点。

1. 老年健康水平综合评估以改善并维持自我生活能力为最终目的。

2. 老年健康水平综合评估通常需要多种学科人员共同参与，包括护士、老年病医师、康复师、心理师、营养师、临床药师、护理员、社会工作者、病人本人及其家属等。

3. 老年健康水平综合评估的内容包括筛查影响老年人疾病预后和增加死亡率的老年综合征。

自我照顾能力是老年人独立生活、实现其社会功能的基本保证。增龄带来的身体功能退化以及复杂的临床疾病背景是老年人自我照顾能力下降的主要原因。此时，通过应用老年健康水平综合评估可以帮助护理人员找出老年人潜在的多种临床问题。

（三）老年健康水平综合评估的目标人群

老年健康水平综合评估的目标人群主要是有多种慢性疾病、多种老年问题或老年综合征并伴有不同程度的功能损害，能通过老年健康水平综合评估和干预而获益的老年患者。老年健康水平综合评估的目标人群也包括在社区生活的健康老年人，其目的是能早发现并处理影响老年人健康水平的相关因素，提高老年人的生活质量。

（四）老年健康水平综合评估的目的

老年健康水平综合评估的目的是运用综合评估的方法，客观、准确地找出老年人个体健康损害的程度和原因，提高或恢复衰弱老年患者的功能状态，促使其最大限度地保持生活自理，提高其生活质量。主要目的有以下几种。

1. 早发现老年人潜在的功能缺陷。
2. 明确老年患者的护理需求。
3. 制订适合老年患者的可行的护理策略。
4. 追踪、随访和评估防治效果，调整护理计划和策略。
5. 为老年慢性病患者长期合理使用医疗护理服务提供依据。

（五）老年健康水平综合评估的实施

由于老年健康水平综合评估涉及的内容广泛并且复杂，在护理临床实践中老年健康水平综合评估的实施者主要由多学科人员（包括护士、老年病医师、康复师、心理师、营养师、临床药师、护理员、社会工作者、病人本人及其家属等）构成。其实施既可在门诊、住院部或养老院完成，也可在社区或家庭进行。护理人员在接受老年人初次入院时，应先处理关键问题并给出重要的建议，在随后的护理中再完善其他的筛查评估，必要时请老年病医师、心理师、营养师、临床药师、患者和家属以及其他相关人员参与评估和护理干预。总之，老年健康水平综合评估需要护理人员、患者和家属等人的共同参与，目标是维持老年患者的生理、心理和社会功能健康，提高其生活质量。

二、老年健康水平综合评估内容

老年健康水平综合评估的内容主要包括全面的身体评估、老年综合征评估、功能状态评估、精神心理评估、社会行为评估等。这几个方面的评估可以全面评价与老年人健康相关的问题。

（一）老年人全面的身体评估

老年人全面的身体评估包括健康史和体格检查。通过多学科集中协作，护理人员采集被评估人的慢性疾病史、手术史、外伤史、食物药物过敏史、家族史、健康习惯、详尽的用药史及症状系统回顾、社会经济情况等，对老年人做出全面诊断，为获取老年人护理需求、明确护理措施提供重要依据，同时也为后期进行体格检查、实验室检查等提供参考。体格检查包括一般评估、头面部评估、颈部评估、胸廓与肺脏评估、心脏评估、腹部评估等。

（二）老年综合征的评估

老年人常常存在记忆障碍、听力和视力下降、牙齿脱落、骨质疏松、营养不良、尿失禁等老年问题或老年综合征，直接影响到老年人身心健康和生活质量，及早筛查和评估这些问题并及时干预，对于提高老年人生活质量、减轻家属负担、减少医疗花费具有重要意义。

（三）老年人功能状态的评估

1. 认知功能评估

评估老年人是否存在认知障碍或认知障碍可能的发展趋势。通过评估及时发现诱因并进行干预，可以延缓认知功能障碍病情进展。

2. 吞咽功能评估

评估老年人是否存在吞咽困难以及吞咽困难的程度。通过评估对老年人的膳食支持提供指导。

3. 视、听与感觉功能评估

评估是否存在视、听与感觉功能障碍及其严重程度。通过评估对老年人的日常生活提供帮助和指导。

4. 运动功能评估

通过评估老年人的运动功能是否存在障碍，为老年人的日常生活中运动功能的管理提供准确的量化依据。

第一章 绪 论

5. 日常生活能力评估

通过评估老年人的日常生活能力,及时发现其功能缺陷,采取有效措施以维护老年人正常生活。

(四) 老年人精神心理的评估

老年人精神心理的评估包括精神、情绪和压力的评估。老年人因患多种慢性疾病,活动功能受限、兴趣爱好减少,易焦虑和抑郁,开展老年人精神心理的评估,有助于及时加强心理疏导、减轻老年人压力。

(五) 老年人社会行为的评估

老年人社会行为的评估主要包括老年人的角色与角色适应评估、环境评估、文化评估、家庭评估等。这些评估与老年人的健康维护有着千丝万缕的联系,及时评估老年人社会行为状况,有助于制订合理、可行的综合干预措施。

三、老年健康水平综合评估方法

护理人员对老年人进行健康水平综合评估的方法主要包括以下几种。

(一) 查阅相关资料

护理人员通过查阅病历、各种医疗与护理记录、辅助检查结果等资料,获取老年人的健康信息。

(二) 交谈

通过与老年人、亲属、照护者及相关的医务人员进行谈话沟通,了解老年人的健康状况。在交谈中,护理人员应运用有效的沟通技巧,与老年人及相关人员建立良好的信任关系,获取有效的老年人的相关健康史和信息。

(三) 观察

护理人员运用感觉器官获取老年人的健康史和信息。护理人员可通过视、听、嗅、触等多种感觉器官,感知老年人的各种身体症状、体征、精神状态、心理反应及其所处的环境,以便发现老年人现存或潜在的健康问题。在感知的过程中,必要时可采用辅助仪器,以增强感知效果。

(四) 体格检查

护理人员运用视诊、触诊、叩诊、听诊等检查方法,对老年人进行有目的的全面检查,发现其健康问题。

(五) 问卷调查

护理人员用标准化的量表或问卷,调研老年人的身心状况。量表或问卷的选择必须根据老年人的具体情况来确定,并且要保证所使用量表或问卷的信度及效度。

四、老年健康水平综合评估的注意事项

在对老年人进行健康水平综合评估的过程中,护理人员应特别注意以下事项。

(一)提供安静、舒适的环境

老年人的感觉功能下降,血流缓慢,代谢及体温调节功能降低,容易受凉感冒,所以体检时应注意调节室内温度,保持室内温度在22~24℃。老年人视力和听力下降,评估时应避免光线直接照射老年人,环境尽可能保持安静,同时注意保护老年人的隐私。

(二)安排充足的时间

老年人由于感觉器官的老化,反应较慢,行动较迟缓,思维能力有所下降,评估所需时间较长。另外老年人往往患有多种慢性疾病,评估时间过长很容易感到疲劳。护理人员应根据老年人的具体情况,安排合理的时间对老年人进行评估,如单次评估时间较长可以分多次进行,这样既可以避免老年人疲惫,又能获得详细的健康史。

(三)选择合适的体位、方法

对老年人进行躯体评估时,应根据评估的要求,选择适当的体位,检查时尽量做到在一个体位做较多的检查,避免让老年人过度疲劳,重点检查易发生皮损的部位,如对长期卧床的老年人,要检查压疮好发部位。检查口腔时,要取下义齿;检查耳部时,要取下助听器。有些老年人部分触觉功能消失,需要较强的刺激才能引起反应,在进行感知觉检查,特别是痛觉和温觉检查时,注意动作轻柔,不要使老年人受伤。

(四)运用沟通的技巧

由于老年人听觉、视觉功能逐渐衰退,认知能力下降,因此交谈时会有不同程度的沟通障碍。为了使沟通顺利进行,护理人员应充分考虑老年人特点,尊重、关心老年人。询问时,语速要减慢,语音要清晰洪亮,选用通俗易懂的语言,注意适当地加以停顿和重复。同时在沟通时运用恰当的非语言性技巧,增进与老年人的情感交流,以便收集到完整而准确的资料。在收集认知功能障碍老年人的资料时,一定注意询问要简洁、易懂,必要时可由其家属或照顾者协助提供资料。

(五)获取客观的资料

相对于主观资料,客观资料的获取更加真实可靠。护理人员在对老年人进行健康评估时,应在细致、全面地收集资料的基础上,进行客观、准确的判断分析,避免因其主观判断引起偏差。尤其是在进行功能状态评估时,护理人员应通过直接观察进行合理判断,避免受老年人自身评估的影响。

第一章 绪 论

小结

60岁作为我国划分中、老年人的分界点。人口老龄化是指在社会人口的年龄结构中，因年轻人口数量减少、年长人口数量增加而导致的老年人口系数相应增长的一种发展趋势。老年人的患病特点为患病率高、临床症状不典型、多病共存、药物耐受性低。2013年中华医学会老年医学分会制定的《中国健康老年人标准》主要内容包括：①重要脏器的增龄性改变未导致功能异常，无重大疾病，相关高危因素控制在与其年龄相适应的达标范围内，具有一定的抗病能力。②认知功能基本正常，能适应环境，处事乐观积极，自我满意或自我评价好。③能恰当处理家庭和社会人际关系，积极参与家庭和社会活动。④日常生活活动正常，生活自理或基本自理。⑤营养状况良好，体重适中，保持良好生活方式。老年健康水平综合评估是护理人员为了保护老年人健康和功能状态，最大限度地提高老年人的生活质量而对老年人的身体、功能、心理和社会经济状况等进行全方位的评估。老年健康水平综合评估目的：早发现老年人潜在的功能缺陷；明确老年患者的护理需求；制定适合老年患者的可行的护理策略；追踪、随访和评估防治效果，调整护理计划和策略；为老年慢性病患者长期合理使用医疗护理服务提供依据。老年健康水平综合评估内容包括：老年人全面的身体评估、老年综合征的评估、老年人功能状态的评估、老年人精神心理的评估、老年人社会行为的评估等。老年健康水平综合评估方法主要有：查阅相关资料、交谈、观察、体格检查、问卷调查等。老年健康水平综合评估的注意事项主要有：提供安静、舒适的环境，安排充足的时间，选择合适的体位、方法，运用沟通的技巧，获取客观的资料等。

参考文献

[1] 吴仕英，肖洪松. 老年综合健康评估[M]. 成都：四川大学出版社，2015.

[2] 宋岳涛. 老年综合评估[M]. 2版. 北京：中国协和医科大学出版社，2019.

[3] 姚月荣，王秀琴，王芃. 老年健康评估[M]. 武汉：华中科技大学出版社，2021.

[4] 李春玉，姜丽萍. 社区护理学[M]. 4版. 北京：人民卫生出版社，2017.

[5] 陈长香，侯淑肖. 社区护理学[M]. 2版. 北京：北京大学医学出版社，2015.

[6] 刘尚昕，王建业，于普林. 健康老年人标准的现状与思考[J]. 中华老年医学杂志，2021，40（2）：139-141.

学习检测

检 测 题

一、单选题

1. 在我国，一般把（ ）岁作为划分中老年人的分界点。

A.50

B.55

C.60

D.65

E.70

2. 当一个国家或地区60岁及以上人口或65岁及以上人口占总人口的比重超过（ ），即意味着这个国家或地区的人口处于老龄化社会。

A. 10%、8%

B. 7%、8%

C. 7%、10%

D. 9%、6%

E. 10%、7%

3. 最早在（ ）年中华医学会老年医学分会就提出了关于老年健康标准的5条建议。

A.1968

B.1972

C.1988

D.1982

E.2013

4. 下面（ ）不是老年健康水平综合评估的注意事项。

A. 提供安静、舒适的环境

B. 安排充足的时间

C. 选择合适的体位、方法

D. 运用沟通的技巧

E. 获取主观的资料

二、多选题

1. 老年人心理特点主要体现在以下几方面：（ ）。

A. 感知觉改变

B. 记忆力改变

第一章 绪 论

C. 思维能力改变

D. 情绪改变

E. 人格改变

2. 老年人的患病特点：（ ）。

A. 临床症状不典型

B. 临床症状典型

C. 多病共存

D. 患病率高

E. 药物耐受性低

3. 老年健康水平综合评估内容有：（ ）。

A. 老年人全面的身体评估

B. 老年人常见症状的评估

C. 老年人功能状态的评估

D. 老年人精神心理的评估

E. 老年人社会行为的评估

4. 护理人员在对老年人健康水平综合评估时常用方法有：（ ）。

A. 阅读相关资料

B. 交谈

C. 观察

D. 体格检查

E. 问卷调查

5. 老年健康水平综合评估的目标人群有：（ ）。

A. 慢性老年疾病患者

B. 老年综合征患者

C. 健康老年人

D. 中年亚健康患者

E. 患多种老年问题的人

参考答案

单选题：1. C 2. E 3. D 4. E

多选题：1. ABCDE 2. ACDE 3. ABCDE 4. ABCDE 5. ABCE

第二章　老年人身体评估

导学目标
● 知识目标
1. 掌握老年人身体评估的内容和方法。
2. 熟悉老年人身体评估的意义。
3. 了解老年人身体评估的进展。
● 能力目标
1. 能够熟练地对老年人进行全面、系统的身体评估。
2. 根据身体评估结果识别老年人存在的健康问题。

随着老年人年龄的增长，多病共存导致其疾病临床特征不典型，同时患病率高、患病因素多、疾病进展快、并发症多等也为疾病诊断及治疗带来了诸多问题。为了更好地开展老年医疗、老年照护、老年康复及老年护理工作，是需要对老年患者进行全面系统的身体评估的。

第一节　健康史

案例 2-1
　　李某，男性，68 岁，慢性咳嗽、咳痰、喘息 10 余年，活动后气短 2 年，被诊断为慢性阻塞性肺疾病，间断住院治疗。李某目前轻度咳嗽，少量咳痰，无明显的呼吸困难，入住养老机构。
　　请问：对李先生进行身体评估的重点内容有哪些？

一、概念

通过问诊获得的有关老年人健康状况的资料属于主观资料，统称为健康史。

二、评估的目的及意义

通过收集健康史资料，首先能够获得老年人主观感觉的异常或不适，了解疾病的发生、发展、诊治和护理经过。同时既往健康状况、曾患疾病情况以及由此产生的心理社会反应，是了解老年人护理需求、确定护理诊断的重要依据。另外，健康史资料的收集也为后期进行体格检查、实验室检查等提供参考。

三、评估内容

（一）基本资料

基本资料包括老年人的姓名、性别、年龄、职业、民族、籍贯、婚姻状况、文化程度、宗教信仰、家庭地址、联系方式等。若资料来源不是老年人本人，则应注明此人与老年人的关系。

（二）主诉

主诉是指老年人感觉最主要和最明显的症状及其持续时间等。确切的主诉可初步反映病情的轻重、缓急。主诉应高度概括、用词简明扼要，如"低热、咳嗽1年，咯血2天"。记录主诉应尽可能使用老年人自己的语言，而不是使用诊断用语，如"糖尿病3年"应描述为"多食、多饮、多尿3年"。对当前无明显症状或体征、诊断资料明确者，可用以下方式记录，如"胸片发现右肺阴影2周""乳腺癌术后半年，第2次化疗"。

（三）现病史

1. 起病情况与患病时间。起病情况包括起病缓急、疾病是何种情况下发生的。每种疾病的起病与发生都有各自的特点，有些疾病起病急骤，如心绞痛、急性胃肠穿孔、脑栓塞等；有的疾病起病缓慢，如结核、肿瘤等。每种疾病的起病因素也有差异，如脑血栓多发生在安静休息或睡眠时；脑出血多发生在情绪激动或紧张时。患病时间是指自起病至就诊或入院的时间。起病缓慢者，患病时间可按年、月或日计算；起病急骤者，患病时间可按小时、分钟计算；起病时间难以确定者，需仔细询问后，通过分析再作判断。

2. 病因与诱因。主要是指与发病有关的病因（外伤、中毒、感染等）和诱因（气候变化、环境改变、情绪、饮食起居失调等）。

3. 主要症状的特点。询问的内容包括症状出现的部位、性质，症状持续时间、发作频率、严重程度，有无使其加重或减轻的因素等。了解这些特点能够为寻找病因提供重要依据，同时也为进一步护理诊断、制订相应护理措施提供参考。如上腹痛常为胃、十二指肠或胰腺病变导致；右下腹痛则多为阑尾炎导致；心绞痛和心肌梗死所致疼痛多在心前区与胸骨后或剑突下，可向左肩和左臂内侧放射。

4. 伴随症状。指与主要症状同时出现或随后出现的其他症状。伴随症状往往能够为寻找病因、完善护理措施提供参考依据，如胸痛伴咳嗽、咳痰或咯血者考虑为肺部疾病导致；腹泻伴呕吐，多考虑为饮食不洁或误食毒物导致的胃肠炎。

5. 病情的发展与演变。指患病过程中主要症状变化或新症状出现，如有心绞痛病史的老年人本次发作性疼痛加重而且持续时间较长时，应考虑到可能发生了急性心肌梗死。

6. 诊疗与护理经过。指疾病发生后，老年人是如何看待和处理的、曾接受过哪些诊疗与护理措施、其效果如何等。这些内容不仅反映了老年人对疾病的态度、重视程度以及应对方式，同时也为确定病因及选择护理措施提供了重要参考。对于曾服用药物的应仔细询问药物名称、用药途径、用药剂量及用药时间等，记录时对所提及的药物名称、曾做的诊断应标注清楚。

（四）日常生活状况

1. 饮食与营养状态。①基本膳食情况，如每日餐次、进食量、饮食种类等。②有无特殊饮食，如软食、流食、半流食、高蛋白饮食、低脂饮食等。③饮水情况。④营养状况，如对营养状况的自我感知、有无食欲及体重的变化等。

2. 排泄状态。包括排便排尿的次数、颜色、性状和量，有无异常改变及可能的原因，有无使用辅助排便措施、留置导尿等特殊情况。

3. 休息与睡眠状态。指睡眠、休息及放松的方式与习惯。主要包括平时睡眠有无一定规律、每日睡眠时间、晚间入睡及晨起时间、是否午睡、午睡时间、是否需要药物或其他方式辅助睡眠、醒后是否感觉精力充沛等。

4. 日常生活活动与自理能力。①自理能力：完成日常活动（如进食、穿衣、洗漱、如厕、做饭、购物等）的能力。应注意有无自理能力受限，受限的范围、程度、原因及具体表现，是否需要使用辅助器具等。②日常活动：日常主要活动形式、有无规律的身体锻炼活动、活动的强度及持续时间等。

5. 个人嗜好。询问老年人有无烟、酒、麻醉品或其他特殊嗜好。若有嗜好，应详细询问其摄入的时间与摄入量以及有无戒除等。

（五）既往史

既往史指老年人既往的健康状况及患病或住院的经历等。收集既往史的主要目的是了解老年人过去所存在的健康问题、就诊经验及其对自身健康状况的态度等。老年人过去所患疾病可影响其目前健康状况及需求，通过了解其过去对健康问题的反应，可预测其对目前及将来健康问题的可能反应。对既往史的收集可为制订和选择今后的治疗与护理方案提供重要依据。既往史包括：①既往健康状况。②曾患疾病的时间、主要表现、诊疗护理经过及转归情况等。对患有慢性病的老年人，应注意询问其对疾病的自我管理行为及其疾病的控制情况。③有无外伤史、手术史以及住院经历等。若有，应详细询问具体时间、原因、手术名称、外伤诊疗与转归等。④过敏史。有无对食物、药物及其他接触物的过敏史。若有，应详细询问并记录发生时间、过敏原和过敏反应的详细表现。

（六）个人史

1. 出生及成长情况。包括出生地、居住地、传染病接触史以及预防接种史等。

2. 月经史。老年女性应询问其月经初潮年龄、月经周期和经期的天数、经血的量和颜色、经期症状、有无痛经和白带异常、绝经年龄等。

3. 婚育史。包括婚姻状况、结婚年龄、配偶的健康状况、性生活情况等。女性应询问其妊娠与生育次数、生育年龄、人工或自然流产的次数、有无死产、手术产、产褥热及计划生育情况等；男性应询问其有无生殖系统疾病等。

（七）家族史

家族史有助于了解其直系亲属，包括其父母、子女等的健康状况、患病及死亡情况。尤其应注意询问其有无遗传性、家族性、传染性等疾病，直系亲属死亡年龄及死因，以此明确遗传、家庭环境等因素对病人目前的健康状况与需求的影响。

（八）心理社会状况

心理社会状况的内容主要包括自我概念、认知功能、情绪、对疾病的认识、应激与应对、价值观与信念、职业状况、生活与居住环境、家庭关系等。

四、评估方法

主要通过问诊获得老年人的健康史。问诊是检查者通过对老年人或知情者进行有目的、有计划的系统询问，进而获得老年人健康资料的交谈过程。

第二节　体格检查

一、概念

体格检查是指检查者运用自己的感官，或借助体温表、血压计、听诊器、手电筒和叩诊锤等检查工具，客观了解和判断老年人身体状况的最基本的检查方法，一般在采集完健康史资料后开始。

二、评估的目的及意义

体格检查的目的是进一步验证问诊中获得的有临床意义的症状，发现老年人存在的体征。体征作为客观资料的重要组成部分，能够为护理诊断提供客观依据。

三、评估内容

（一）一般评估

1. 生命体征

生命体征是评估生命活动存在与否及质量的重要征象，内容包括体温、脉搏、呼吸和血压，是观察老年人病情变化的重要指标。对危重老年人进行病情观察时要结合神志、尿量、皮肤黏膜、瞳孔等进行综合评估。

2. 体型

体型是身体各部分发育的外观表现，包括骨骼、肌肉及脂肪分布的状态。个体的体型一般分为正力型（匀称型）、无力型（瘦长型）、超力型（矮胖型）。

3. 营养状态

营养状态受食物的摄入、消化、吸收和代谢等影响，同时与心理、社会和文化等因素密切相关，是评估老年人健康和疾病严重程度的指标之一。营养状态评估时可根据皮肤、毛发、皮下脂肪、肌肉的发育情况，并结合年龄、身高和体重进行综合判断。常用良好、中等、不良三个等级来对营养状态进行描述。①营养良好：营养良好的老年人主要表现为黏膜红润、皮肤富有光泽且弹性好、皮下脂肪丰满，肌肉结实并有弹性，指甲、毛发润泽，肋间隙及锁骨上窝深浅适中，肩胛部及股部肌肉丰满。②营养中等：营养中等的老年人皮肤、黏膜、皮下脂肪、肌肉及指甲状态等处于营养良好和不良之间。③营养不良：营养不良的老年人主要表现为皮肤黏膜干燥、弹性下降，皮下脂肪薄，肌肉松弛无力，指甲粗糙无光泽，毛发稀疏，肋间隙及锁骨上窝凹陷，肩胛骨和髂骨嶙峋突出。

知识链接 2-1

我国城乡老年人营养不良风险存在差异

有学者为评估我国城乡社区老年人营养不良风险，选取广东省广州市越秀区、江苏省太仓市、内蒙古自治区巴彦淖尔市五原县分别作为城市、乡镇、农村调查点，了解老年人营养不良风险及影响因素。

研究显示，城市、乡镇、农村社区老年人营养不良风险评估总得分为城市最高，农村最低。三地区老年人的基本健康状态、生活习惯及饮食习惯等因素影响其营养不良风险。三地区男性营养状态差异明显，其中城市老年男性有营养不良风险的比例为24.39%，无营养不良人群；乡镇老年男性有营养不良风险的比例为17.72%，无营养不良人群；农村老年男性有营养不良风险的比例为61.03%，营养不良的比例为3.68%。三地区老年女性营养状态差异明显，其中城市老年女性有营养不良风险的比例为35.23%，无营养不良人群；乡镇老年女性有营养不良风险的比例为48.05%，营养不良的比例为0.65%；农村老年女性有营养不良风险的比例为73.48%，营养不良的比例为11.36%。

可见，我国城市、乡镇社区老年人营养状态优于农村社区老年人。改善农村老年人生活方式和膳食结构可能会成为缩小城乡老年人营养健康差距的有效手段。

来源：李程，康秉贤，张婷，等．我国三地社区老年人营养不良风险评估及差异分析[J]．中国慢性病预防与控制，2020，205（11）：836-839．

4. 体位与步态

体位是指身体所处的状态。老年人常见体位包括：①自动体位。身体活动自如，不受限制的自主体位，此种体位多见于正常或轻症疾病老年人。②被动体位。老年人不能自行调整或变换身体位置，常见于肢体活动障碍、极度衰弱或意识丧失者。③强迫体位。老年人为减轻痛苦，被迫采取特殊体位，常见于哮喘发作、急性腹膜炎等患者。

步态是走动时所表现的姿态。步态受年龄、健康状态和所受训练等的影响。老年人常见的病理性步态包括：①蹒跚步态。走路时，身体左右摇摆如鸭步。常见于大骨节病、进行性肌营养不良等患者。②酒醉步态。走路时，躯干重心不稳，步态紊乱如醉酒状。常见于小脑疾病、酒精或巴比妥中毒患者。③慌张步态。起步困难，起步后小步急速向前冲，身体前倾，越走越快，难以止步。常见于帕金森病患者。④跨阈步态。患者足下垂，走路时必须高抬下肢才能起步。常见于腓总神经麻痹患者。⑤间歇性跛行步态。步行中因下肢突发性酸痛、软弱无力，病人被迫停止行进，需休息片刻后才能继续走动。常见于高血压、动脉硬化者。⑥感觉性共济失调步态。起步时一脚高高抬起，骤然垂落，双目下视，两脚间距很宽，摇晃不稳，闭目时不能保持平衡。常见于脊髓疾病患者。

5. 皮肤

皮肤是身体与外界环境间的屏障，具有重要的生理功能。外环境发生变化、皮肤本身病变或全身性疾病均可导致皮肤组织结构或（和）生理功能发生变化，表现为皮肤颜色、湿度、温度、弹性的改变，以及各种类型的皮肤损害。

（1）颜色。皮肤苍白常见于重度贫血、休克、虚脱以及主动脉瓣关闭不全等患者，寒冷或惊恐时，仅肢端苍白可能与雷诺病、血栓闭塞性脉管炎等导致的肢体动脉痉挛或阻塞有关；皮肤发红，多见于饮酒、发热性疾病、阿托品或一氧化碳中毒，皮肤持久性发红见于 Cushing 综合征或真性红细胞增多症；皮肤发绀，多见于心、肺部疾病和亚硝酸盐中毒等；皮肤黄染，多见于黄疸；色素脱失，多见于白癜风、白斑和白化病。

（2）湿度。出汗增多见于风湿病、结核病、布氏杆菌病、甲状腺功能亢进症、淋巴瘤等；手脚皮肤发凉而大汗淋漓称冷汗，见于休克和虚脱等；盗汗多见于结核病；皮肤异常干燥无汗，多见于维生素 A 缺乏、硬皮病、尿毒症和脱水。

（3）温度。正常人皮肤温暖，寒冷环境中手、足部温度可偏低。全身皮肤发热常见于发热性疾病、甲状腺功能亢进症等；全身皮肤发冷多见于甲状腺功能减退症、休克等；局部皮肤发热常见于痈、丹毒等炎症；肢端发冷多见于雷诺病。

（4）弹性。皮肤弹性与年龄、营养状态、皮下脂肪及组织间隙含液量有关。老年人皮肤弹性差。皮肤弹性减退常见于长期慢性消耗性疾病、营养不良或严重脱水者。发热时血液循环加速，周围血管充盈，皮肤弹性可增加。

（5）皮疹。①斑疹：局部皮肤发红，皮面一般不凸出也无凹陷，常见于斑疹伤寒、丹毒、风湿性多形性红斑等。②玫瑰疹：一种鲜红色的圆形斑疹，直径 2～3mm，压之褪色，常见于伤寒或副伤寒。③丘疹：一种较小的实质性皮肤隆起，同时伴有皮肤颜色的改变，常见于药物疹、麻疹、猩红热、湿疹等。④斑丘疹：在丘疹周围有皮肤发红的底盘，常见于风疹、药物疹和猩红热。⑤荨麻疹：一种局部皮肤暂时性的水肿性隆起，大小不等、形态不一，苍白或淡红，伴瘙痒，消退后不留痕迹，常见于食物或药物过敏。

6. 淋巴结

淋巴结评估的内容包括局部或全身的浅表淋巴结的大小、质地及有无压痛等。正常浅表淋巴结体积较小，直径多为 0.2～0.5cm，质地柔软、表面光滑、无压痛、与周围组织无粘连、不易被触及。局部淋巴结肿大常见于非特异性淋巴结炎、淋巴结结核、恶性肿瘤淋巴结转移；全身淋巴结肿大常见于淋巴瘤、白血病和传染性单核细胞增多症等。

（二）头面部评估

1. 头部

（1）头发。老年人的头发较稀疏。老年人随着年龄的增长，头发逐渐变白。病理性脱发常见于伤寒、甲状腺功能低下、腺垂体功能减退、脂溢性皮炎、斑秃，也可见于放射治疗或肿瘤化学药物治疗后。

（2）头皮。检查有无头皮屑、头癣、外伤、血肿及瘢痕等，判断有无肿块和缺损。正常头皮呈白色，有少量头皮屑。

（3）头颅。检查头颅大小、外形，有无异常运动、有无压痛和异常隆起。

2. 面部

（1）眼部。①眼睑：评估是否存在睑内翻（多见于沙眼）、上睑下垂（双侧多见于重症肌无力，单侧多见于蛛网膜下腔出血、脑炎、外伤等所致的动眼神经麻痹）、眼睑闭合障碍（双侧见于甲状腺功能亢进，单侧见于面神经麻痹）、水肿（多见于肾炎、营养不良、血管神经性水肿及贫血）。②结膜：评估是否存在结膜充血（多见于结膜炎或角膜炎）、结膜苍白（见于贫血）、结膜发黄（见于黄疸）、颗粒与滤泡（见于沙眼）、结膜出血（见于急性结膜炎、高血压或动脉硬化）、球结膜水肿（见于重症水肿、颅内压增高）。③眼球：评估是否存在眼球突出（常见于甲状腺功能亢进）、眼球下陷（常见于严重脱水或慢性消耗性疾病）。

（2）耳。外耳有脓性液体流出，常见于急性中耳炎；有血液或脑脊液流出，多见于颅底骨折。

（3）鼻。若鼻梁皮肤出现黑褐色斑点或斑片，多为日晒后或慢性肝病所致的色素沉着；鼻梁皮肤出现红色斑块，病损处高起皮面并向两侧面颊扩展（蝶形红斑），常见于系统性红斑狼疮；鼻尖和鼻翼部位的皮肤发红，并有毛细血管扩张和组织肥厚，常见于酒糟鼻；鼻腔完全堵塞，鼻梁宽平如蛙形，称为蛙状鼻，常见于鼻息肉患者；鼻骨破坏后鼻梁塌陷，称鞍鼻，常见于鼻骨骨折或先天性梅毒者。

（4）口。①口唇：正常人口唇红润有光泽。评估是否存在口唇苍白（常见于贫血、虚脱、主动脉瓣关闭不全）、口唇发绀（常见于心肺功能不全）、口唇颜色深红（常见于急性发热性疾病）、口唇呈樱桃红色（常见于一氧化碳中毒）、口唇干燥有破裂（常见于严重脱水）、口角歪斜（常见于面神经瘫痪或脑血管疾病）。②牙齿：正常牙齿呈白色，排列整齐，无龈齿、残根或缺牙。牙齿呈黄褐色称为斑釉牙，因长期饮用含氟量过高的水导致。③舌：正常人舌质淡红，表面湿润，覆有薄白苔，伸出居中，活动自如无颤动。评估是否存在草莓舌（常见于长期发热病人）、镜面舌（常见于缺铁性贫血、恶性贫血、重度营养不良及慢性萎缩性胃炎）、舌运动的异常（伸舌有细微震颤多见于甲状腺功能亢进；伸舌偏向一侧常见于舌下神经麻痹）。

（三）颈部评估

颈项强直为脑膜刺激征，常见于脑膜炎、蛛网膜下腔出血等。甲状腺肿大常见于甲状腺功能亢进症、单纯性甲状腺肿、甲状腺癌、慢性淋巴性甲状腺炎（桥本甲状腺炎）、甲状腺瘤和甲状旁腺腺瘤。一侧胸腔积液、血气胸、纵隔肿瘤时，可将气管推向健侧；肺不张、肺纤维化、胸膜增厚粘连时，可将气管拉向患侧。

（四）胸廓与肺脏评估

1. 胸廓评估

（1）扁平胸。胸廓呈扁平状，前后径不及左右径的一半。多见于瘦长体型者，也可见于重度营养不良、慢性消耗性疾病如肺结核、肿瘤晚期等。

（2）桶状胸。胸廓前后径增加，与左右径几乎相等或者超过左右径，呈圆桶状。肋骨斜度变小，肋间隙增宽、饱满，腹上角增大。多见于严重慢性阻塞性肺疾病等。

2. 肺部评估（主要通过视诊、触诊、叩诊、听诊完成）

（1）视诊。①呼吸频率正常为16～20次/分。呼吸过速（超过20次/分），常见于剧烈运动、发热、疼痛、甲状腺功能亢进、心力衰竭等；呼吸过缓（低于12次/分），常见于镇静剂过量、颅内压增高等。②呼吸节律，正常老年人静息状态下，呼吸节律均匀而整齐。评估是否存在潮式呼吸（常见于脑炎、脑膜炎、脑出血、脑肿瘤、脑外伤、尿毒症、糖尿病酮症酸中毒等）、间停呼吸（常见于临终前）、叹气样呼吸（常见于精神紧张、神经衰弱、抑郁症等）。

（2）触诊。①语音震颤，正常老年人双侧语音震颤基本一致。评估是否存在语音震颤增强，多见于大叶性肺炎实变期、大片肺梗死、空洞型肺结核、肺脓肿等；如语音震颤减弱或消失，多见于慢性阻塞性肺疾病、阻塞性肺不张、大量胸腔积液或气胸、胸壁皮下气肿或水肿。②胸部摩擦感，正常呼吸运动时一般不产生摩擦感，出现胸部摩擦感多见于急性胸膜炎。

（3）叩诊。胸部叩诊音包括清音、过清音、鼓音、浊音、实音。①清音：见于正常肺部。②过清音：见于慢性阻塞性肺疾病。③鼓音：常见于空洞型肺结核、肺脓肿。④浊音或实音：常见于肺不张、肺炎、肺结核、肺水肿、肺硬化及肺梗死。

（4）听诊。听诊是胸部评估最重要的方法。听诊明确肺部呼吸音（支气管呼吸音、肺泡呼吸音、支气管肺泡呼吸音）的正常分布、肺呼吸者有无异常、呼吸音异常程度，老年人呼吸音与中青年人有区别，要注意区分。

（五）心脏评估

1. 心界

心界的大小主要是通过叩诊来判断。左心室增大常见于主动脉瓣关闭不全，也可见于高血压性心脏病；右心室增大常见于慢性肺源性心脏病；左右心室增大常见于扩张型心肌病、重症心肌炎和全心衰竭等；左心房与肺动脉扩大常见于二尖瓣狭窄。

2. 心率

正常成人心率为60～100次/分，老年人心率多偏慢。心率超过100次/分，称为心动过速，常见于发热、贫血、甲状腺功能亢进、心力衰竭和休克等。心率低于60次/分，称为心动过缓，常见于颅内压增高、胆汁淤积性黄疸、甲状腺功能减退、房室传导阻滞或普萘洛尔、美托洛尔等药物作用。

3. 心律

听诊能发现的最常见的心律失常是期前收缩和心房颤动。期前收缩常见于器质性心脏病、洋地黄中毒、低血钾等；心房颤动常见于二尖瓣狭窄、冠心病、甲状腺功能亢进症等。

知识链接 2-2
动脉粥样硬化心血管病危险因素分析

当前，心血管病依然是我国城乡居民的首要死因，而动脉粥样硬化性心血管病（Atherosclerotic Cardiovascular Disease，ASCVD）是心血管病中最重要的构成。有学者利用 2019 年全球疾病负担（GBD2019）研究结果，分析 1990—2019 年我国 ASCVD 疾病负担和危险因素归因疾病负担的变化情况。研究显示，在主要危险因素中，代谢方面的高血压和高血清 LDC-C 依然是导致 ASCVD 的前两位原因。吸烟、饮酒和红肉摄入过多等因素的 ASCVD 疾病负担依然严峻。30 年来我国 ASCVD 疾病负担持续上升，去除老龄化的影响后，代谢、行为、环境各方面诸多危险因素同样不容忽视。因此，以降低代谢等危险因素的疾病负担为主要目标，以促进健康生活方式为主要途径，开展多因素的联合防治应成为应对老龄化背景下 ASCVD 防治挑战的关键。

来源：张梦妮，李茂婷，职心乐，等.1990—2019 年中国动脉粥样硬化心血管病疾病负担变化及其危险因素分析 [J]. 中华流行病学杂志，2021，10（10）：1797-1803.

4. 心音

正常心音有第一心音、第二心音、第三心音和第四心音。通常只能听到第一心音和第二心音。①第一心音：第一心音增强常见于二尖瓣狭窄、高热或甲状腺功能亢进。第一心音减弱常见于二尖瓣关闭不全，心肌炎、心肌病、心肌梗死或左心衰竭会出现第一心音低钝。第一心音强弱不等常见于心房颤动和频发室性期前收缩。②心脏杂音：器质性二尖瓣区收缩期杂音常见于风湿性心脏病二尖瓣关闭不全和左心室明显扩大至二尖瓣相对关闭不全的疾病。二尖瓣区舒张期杂音常见于风湿性心脏病二尖瓣狭窄。主动脉区舒张期杂音常见于主动脉瓣关闭不全。肺动脉瓣区舒张期杂音常见于二尖瓣狭窄、慢性肺源性心脏病等。

5. 心功能评估

（1）根据心脏病对患者日常生活活动影响程度进行评估。①心功能Ⅰ级：病人患有心脏病，但日常活动量不受限制，一般活动不引起乏力、呼吸困难等心衰症状。②心功能Ⅱ级：体力活动轻度受限，休息时无自觉症状，但平时一般活动可出现上述症状，休息后很快缓解。③心功能Ⅲ级：体力活动明显受限，休息时无症状，低于平时一般活动量时即可引起上述症状，休息较长时间后症状方可缓解。④心功能Ⅳ级：任何体力活动均会引起不适，休息时亦有心衰的症状，稍有体力活动后症状即加重。如无需静脉给药，可在室内或床边活动者为Ⅳa级，不能下床并需静脉给药支持者为Ⅳb级。

（2）6分钟步行试验。病人在平直的走廊里尽可能快地行走，测定6分钟的步行距离。结果评定：如果6分钟的步行距离小于150m，为重度心衰。6分钟的步行距离150～425m，为中度心衰。6分钟的步行距离426～550m，为轻度心衰。这种方法能够评估病人的运动耐力、心脏储备功能、治疗效果及预后。

（六）腹部评估

腹部评估时，为避免触诊和叩诊对检查结果的可能影响，腹部检查一般按照视诊、听诊、叩诊和触诊的顺序进行。

1. 腹部视诊

（1）腹部膨隆。仰卧时，前腹壁明显高于肋缘至耻骨联合的平面，外形呈凸起状，称为腹部膨隆。肝硬化门静脉高压症、心力衰竭、肾病综合征、结核性腹膜炎、腹膜转移癌等导致出现腹腔大量积液时，腹部膨隆表现为平卧位时腹壁松弛、液体下沉于腹壁两侧，致腹部呈宽扁状，称为蛙腹；腹膜炎症或肿瘤时，因腹肌紧张导致脐部比较突出，腹部外形常呈尖凸状，称为尖腹；腹内积气多存留在胃肠道内，大量积气可引起全腹膨隆，腹部呈球形，两腰部膨出不明显，变换体位时，腹形无明显改变，腹腔内积气称为气腹。

（2）腹部凹陷。全腹凹陷见于消瘦和脱水者。严重者前腹壁凹陷几乎贴近脊柱，肋弓、髂嵴和耻骨联合显露，全腹外形呈舟状，称为舟状腹，常见于恶性肿瘤、结核等慢性消耗性疾病导致的恶病质，也可见于糖尿病、严重的甲状腺功能亢进症等。

（3）胃肠型、蠕动波。除腹壁偏薄或松弛、极度消瘦的老年人外，正常老年人腹部一般看不到胃肠型及蠕动波。胃肠型和蠕动波常见于肠梗阻老年人。

2. 腹部听诊

（1）肠鸣音。正常肠鸣音为每分钟4～5次。肠鸣音异常表现主要包括以下几种：①肠鸣音活跃，肠鸣音高达10次/分以上，常见于饥饿状态、急性肠炎、服泻药后或胃肠道大出血等。②肠鸣音亢进，肠鸣音次数增多，且声音响亮、高亢，甚至呈金属音，常见于机械性肠梗阻。③肠鸣音减弱，肠鸣音次数明显少于正常，甚至数分钟才能听到1次。常见于老年人便秘、腹膜炎、低钾血症、胃肠动力低下等。④肠鸣音消失，即持续听诊3～5分钟仍未闻及肠鸣音，用手叩击或摇弹腹部，仍不能闻及肠鸣音者。主要见于急性腹膜炎、麻痹性肠梗阻、腹部大手术后或电解质紊乱。

（2）振水音。正常老年人在餐后或饮入大量液体后，可闻及振水音。清晨空腹或餐后6～8小时以上仍能听到振水音，常见于幽门梗阻、胃扩张等。

3. 腹部叩诊

正常情况下，对老年人腹部叩诊时，除了肝脏、脾脏、增大的膀胱和子宫所占据的部位及两侧腹部近腰肌处为浊音或实音外，腹部其余部位叩诊均为鼓音。叩诊正常情况下老年人腹部无移动性浊音。若出现移动性浊音，提示腹腔内游离腹水达1000mL以上。

4. 腹部触诊

触诊是腹部检查的主要方法。

（1）腹壁紧张度。正常老年人腹壁有一定张力，一般触之柔软，较易压陷。①腹壁紧张度增加：全腹壁紧张度增加多见于急性胃肠道穿孔或脏器破裂所致的急性弥漫性腹膜炎；局部腹壁紧张度增加多因腹内脏器炎症累及腹膜导致，如急性胆囊炎容易出现右上腹壁紧张、急性阑尾炎出现右下腹壁紧张。②腹壁紧张度减弱：全腹壁紧张度减弱常见于慢性消耗性疾病、大量放腹腔积液后、严重脱水的老年人；局部腹壁紧张度减弱常见于局部腹肌瘫痪或缺陷。

（2）压痛及反跳痛。正常腹部触摸时不引起疼痛，深压时仅存在一种压迫感。①压痛：位于右锁骨中线与肋缘交界处的胆囊点压痛为胆囊病变的标志，位于脐与右髂前上棘连线中、外1/3交界处的麦氏点压痛为阑尾炎的标志。②反跳痛：腹膜炎病人腹肌紧张、压痛常与反跳痛并存，称为腹膜刺激征，也称腹膜炎三联征。

（七）脊柱、四肢与关节评估

1. 脊柱评估

（1）脊柱弯曲度。正常人直立时从背面观察脊柱无侧弯；从侧面观察有4个弯曲部位，即颈椎段稍向前凸、胸椎段稍向后凸、腰椎段明显前凸、骶椎段明显后凸，类似"S"形，称为生理性弯曲。常见的病理性改变包括：①脊柱后凸，多发生于胸段脊柱。常见于老年人退行性改变、胸椎结核、强直性脊柱炎、胸椎骨折等。②脊柱前凸，多发生于腰椎部。常见于大量腹腔积液、腹腔巨大肿瘤等。③脊柱侧凸，可发生于胸段脊柱或胸段与腰段联合处。常见于先天性脊柱发育不良、慢性胸膜肥厚、胸膜粘连等。

（2）脊柱活动度。正常人脊柱各部位的活动度不同，其中颈段、腰段活动度较大，胸段活动度小，骶段几乎无活动性。脊柱活动受限表现为脊柱各段活动度不能达到正常范围、出现疼痛或僵直，常见于相应脊柱节段软组织损伤、骨关节病、结核、脱位或骨折等。

（3）脊柱压痛。正常人每个脊柱棘突及椎旁肌肉均无压痛。如有压痛，提示压痛部位有病变，以第7颈椎棘突为标志计数病变椎体位置。脊柱压痛常见于脊柱结核、椎间盘突出症、骨折等；椎旁肌肉压痛常见于腰背肌纤维炎或劳损。

（4）脊柱叩击痛。正常脊柱无叩击痛。出现脊柱叩击痛，常见于脊柱结核、椎间盘突出症、骨折等，疼痛部位多为病变所在部位。

2. 四肢与关节评估

（1）四肢与关节形态。正常人双上肢等长，双肩对称呈弧形，肘关节伸直时轻度外翻，双手自然休息时呈半握拳状；双下肢等长，双腿可伸直，两脚并拢时双膝和双踝可靠拢，站立时足掌、足跟可着地。四肢与关节常见的形态异常包括：①匙状甲，又称反甲，表现为指甲中央凹陷，边缘翘起，指甲变薄，表面粗糙带条纹，常见于缺铁性贫血、高原疾病等。②杵状指（趾），表现为手指或足趾末端指节明显增宽增厚，指（趾）甲从根部到末端拱形隆起呈杵状。常见于支气管肺癌、支气管扩张、肺脓肿等。③肢端肥大，表现为手指、足趾粗而短，手背、足背厚而宽。常见于肢端肥大症、巨人症。④膝关节变形，膝关节红、肿、热、痛或运动障碍，多为炎症所致。⑤肌肉萎缩，中枢或周围神经病变、肌炎或肢体失用所致的肌肉组织体积缩小、松弛无力。常见于脊髓灰质炎后遗症、偏瘫、周围神经损伤、外伤性截瘫、多发性神经炎等。⑥糖尿病足，糖尿病患者下肢远端神经异常和不同程度的周围血管病变相关的足部感染、溃疡和（或）深层组织破坏，是截肢、致残的主要原因。Wagner 分级法将糖尿病足分为 5 级，0 级指有发生足溃疡的危险因素，目前无溃疡；1 级指表面溃疡，临床上无感染；2 级指较深溃疡，合并软组织炎，无脓肿或骨的感染；3 级指深度感染，伴有骨组织病变或脓肿；4 级指局限性坏疽；5 级指全足坏疽。

（2）四肢与关节运功。正常关节活动不受限。腕关节、肘关节、肩关节、髋关节、膝关节、踝关节等关节活动不能达到各自的活动幅度时，为关节运动障碍。神经、肌肉损害时多表现为不同程度的自主运动障碍；关节及其周围邻近组织病变如关节炎症、外伤、肿瘤及退行性变等，可引起疼痛、肌肉痉挛、关节囊及其周围组织炎症或粘连，进而导致关节的主动和被动运动障碍。

四、评估方法

体格检查的基本方法包括视诊、触诊、叩诊和听诊。

（一）视诊

视诊是工作人员通过视觉了解老年人全身或局部状态有无异常的检查方法，包括全身和局部视诊，以及对呕吐物或排泄物的观察。全身视诊，如性别、发育与营养、面容、体位和步态等，能够帮助了解老年人的全身状况；局部视诊，如皮肤与黏膜的颜色，胸廓、腹部的外形等，可了解老年人身体各部分的改变。视诊方法简单，适用范围广，能够提供重要的疾病相关资料和线索，但必须有丰富的医学知识和临床经验，通过深入细致的观察才能够发现有临床意义的征象。视诊应在充足的自然光线下进行。对于搏动与轮廓的观察常需在侧面光照下进行。通常情况下，视诊可通过工作人员的眼睛直接进行，但对于某些特殊部位，如眼底、鼓膜等，则需要借助检眼镜、耳镜等器械。

（二）触诊

触诊是工作人员通过手与被检查部位接触后的感觉，或观察老年人的反应来判断身体某部有无异常的检查方法。触诊既能够进一步明确视诊发现的一些异常现象，还能够发现一些视诊所不能发现的体征，如体温、湿度、压痛、摩擦感等。手的不同部位对触觉的敏感度不同，其中指腹对触觉比较敏感，掌指关节的掌面对震动比较敏感，手背皮肤对温度比较敏感。触诊的适用范围很广，可遍及全身各部，以腹部检查最为常用。触诊时，因不同的目的所施加的压力不同，因此，有浅部触诊法与深部触诊法之分。

1. 浅部触诊法

轻置于受检部位，利用掌指关节和腕关节的协同动作，以旋转或滑动的方式轻压触摸，可触及的深度约为 1～2cm。主要用于检查腹部有无压痛、抵抗感、搏动感、包块或脏器的肿大。

2. 深部触诊法

用一手或两手重叠，由浅入深，逐步施加压力达到深部，可触及的深度多在 2cm 以上，甚至达到 4～5cm。主要用于评估腹腔内的病变和脏器的情况。如对腹腔深部包块和胃肠病变、肝、脾、肾及腹腔肿物的触诊。

（三）叩诊

叩诊是指用手指叩击或手掌拍击受检部位的表面，使之震动产生音响，根据其产生震动和音响的特点判断受检部位的脏器有无异常的检查方法。叩诊多用于辨别被检查部位组织或器官的位置、大小、形状及密度，如确定心界的大小与形状、腹腔积液的有无与多少、膀胱是否充盈等，在胸、腹部检查中尤为重要。根据不同的叩诊手法和目的，可分为间接叩诊法和直接叩诊法。

1. 间接叩诊法

主要是指指叩诊。指指叩诊时，以左手中指第二指节紧贴叩诊部位，其余手指稍抬起，切勿与体表接触。右手自然弯曲，以中指指端叩击左手中指第二指关节处或第二节指骨的远端。叩击方向与叩诊部位的体表垂直，叩诊时应以腕关节与掌指关节的活动为主，肘关节和肩关节不参与运动，叩击后右手中指应立即抬起，以免影响辨别叩诊音。叩击力量要均匀，动作要灵活、短促且富有弹性。一个叩诊部位每次连续叩击 2～3 下。叩诊过程中左手中指第二指节移动时应抬起并离开皮肤，不能连同皮肤一起移动。

2. 直接叩诊法

用右手指掌面直接拍击受检部位，根据拍击的反响和指下的震动感判断病变的情况。主要适用于胸部和腹部的面积比较广泛的病变，如大量胸腔积液、腹腔积液或气胸等。

（四）听诊

听诊是工作人员用听觉听取来自老年人身体各部的声音，判断其正常与否的检查方法。听诊是体格检查的重要手段，在心、肺部检查中尤为重要，常用以听取正常与异常呼吸音、心音、杂音和心律等。听诊时要求环境安静、室温适宜，以避免噪声并排除因寒冷所致肌束震颤产生的附加音等的干扰。病人应采取舒适体位。听诊前应检查听诊器耳件弯曲方向是否正确，软、硬管腔是否通畅。钟型体件对低频声音比较敏感，使用时应轻置于受检部位，但应避免体件与皮肤摩擦时产生的附加音；膜型体件对高频声音比较敏感，使用时应紧贴受检部位的皮肤。工作人员听诊时注意力要集中，必要时嘱咐老年人控制呼吸配合听诊。听诊包括直接听诊法与间接听诊法两种。

1. 直接听诊法

直接听诊法是用耳朵直接贴于受检部位表面进行听诊的方法。这种方法所能听到的体内声音微弱，仅在某些特殊情况或紧急情况时使用。

2. 间接听诊法

间接听诊法是借助听诊器进行听诊的方法，应用范围广泛。因听诊器对听诊部位的声音有放大作用，且能阻隔环境中的噪声，所以听诊效果比较好。听诊器由耳件、体件和软管三部分组成。体件常用的有钟型和膜型两种。钟型适于听取低调的声音，如二尖瓣狭窄的舒张期隆隆样杂音；膜型适于听取高调的声音，如呼吸音、心音、肠鸣音等。

小结

通过问诊获得的有关老年人健康状况的资料属于主观资料，统称为健康史。通过收集健康史资料，首先能够获得老年人主观感觉的异常或不适，了解疾病的发生、发展、诊治和护理经过，同时是了解老年人护理需求、确定护理诊断的重要依据。另外，也为后期进行体格检查、实验室检查等提供参考。问诊的内容应包括基本资料、主诉、现病史、日常生活状况、既往史、个人史、家族史、心理社会状况等。

体格检查是指检查者运用自己的感官，或借助体温表、血压计、听诊器、手电筒和叩诊锤等检查工具，客观地了解和判断老年人身体状况的检查方法。体格检查的基本方法包括视诊、触诊、叩诊和听诊。

体格检查包括的内容较多。其中一般评估内容包括生命体征、体型、营养状态、体位与步态、皮肤、淋巴结等。头面部检查内容包括头发、头皮、头颅以及眼、耳、鼻、口等。颈部检查的内容包括甲状腺及气管,甲状腺检查最重要的体征是甲状腺肿大,气管检查主要是气管的位置,要掌握气管被推向健侧或被拉向患侧的临床意义。胸廓评估需要判断是否存在扁平胸、桶状胸并掌握其临床意义。肺部评估主要通过视诊、触诊、叩诊、听诊来完成,需要视诊呼吸频率、呼吸节律;触诊语音震颤、胸部摩擦感;叩诊胸部叩诊音(清音、过清音、鼓音、浊音、实音);听诊明确肺部呼吸音(支气管呼吸音、肺泡呼吸音、支气管肺泡呼吸音)的正常分布、肺呼吸有无异常、呼吸音异常程度。心脏评估主要进行心界、心率、心律、心音的评估。腹部评估时,为避免触诊和叩诊对检查结果的可能影响,腹部检查一般按照视诊、听诊、叩诊和触诊的顺序进行。视诊腹部外形主要判断是否存在腹部膨隆或凹陷、是否存在胃肠型、蠕动波;听诊肠鸣音和振水音;进行老年人腹部叩诊时,除了肝脏、脾脏、增大的膀胱和子宫所占据的部位及两侧腹部近腰肌处为浊音或实音外,腹部其余部位叩诊均为鼓音;腹部触诊包括判断腹壁紧张度、压痛及反跳痛。脊柱、四肢与关节评估时,主要评估脊柱的弯曲度、活动度、压痛与叩击痛;四肢与关节评估时,主要评估四肢与关节的形态与运动功能。

对老年人进行体格检查,首先要能够区分各项评估结果的正常与异常,其次要能够解释常见异常体征的临床意义。

参考文献

[1] 吴仕英,肖洪松.老年综合健康评估[M].成都:四川大学出版社,2015.

[2] 孙玉梅,张立力.健康评估[M].4版.北京:人民卫生出版社,2017.

[3] 李程,康秉贤,张婷,等.我国三地社区老年人营养不良风险评估及差异分析[J].中国慢性病预防与控制,2020,205(11):836-839.

[4] 张梦妮,李茂婷,职心乐,等.1990—2019年中国动脉粥样硬化心血管病疾病负担变化及其危险因素分析[J].中华流行病学杂志,2021,10(10):1797-1803.

学习检测

检 测 题

一、单选题

1. 属于既往史内容的是( )。

A. 出生情况

B. 成长情况

C. 烟酒嗜好

D. 疫区接触情况

E. 曾患疾病的时间及诊治情况

2. 属于现病史内容的是（　）。

A. 既往健康状况

B. 过敏史

C. 烟酒嗜好

D. 疫区接触情况

E. 目前的诊疗和效果情况

3. 触诊可以补充（　）。

A. 视诊检查所不能确定的体征

B. 叩诊检查所不能确定的体征

C. 听诊检查所不能确定的体征

D. 嗅诊检查所不能确定的体征

E. 问诊不能确定的体征

4. 此次患病之前发生的有关健康问题的资料，属于（　）。

A. 主观资料

B. 客观资料

C. 既往资料

D. 目前资料

E. 基本资料

5. 周某，男，53岁，昏迷，皮肤黏膜是樱桃红色。应首先考虑（　）。

A. 一氧化碳中毒

B. 中暑

C. 亚硝酸盐中毒

D. 有机磷农药中毒

E. 急性心肌梗死

6. 气管向健侧移位不见于（　）。

A. 心包积液

B. 大量胸腔积液

C. 气胸

D. 单侧甲状腺肿大

E. 纵膈肿瘤

7. 正常人肺部叩诊音是（　）。

A. 清音

B. 实音

C. 鼓音

D. 过清音

E. 浊音

8. 桶状胸的主要特征是（　）。

A. 胸廓的前后径增大

B. 胸廓的左右径大于前后径

C. 胸廓的上下长度较短

D. 胸骨中、下段向前突起

E. 胸骨下部剑突处显著内陷

9. 语音语颤增强常见于（　）。

A. 胸腔积液

B. 阻塞性肺不张

C. 肺气肿

D. 肺实变

E. 气胸

10. 第一心音减弱见于（　）。

A. 心肌炎

B. 高热

C. 心室肥大

D. 甲亢

E. 二尖瓣狭窄

11. 左心室增大常见于（　）。

A. 主动脉瓣狭窄

B. 二尖瓣关闭不全

C. 三尖瓣狭窄

D. 肺动脉瓣狭窄

E. 主动脉瓣关闭不全

12. 左心房增大常见于（　）。

A. 主动脉瓣狭窄

B. 二尖瓣狭窄

C. 三尖瓣狭窄

D. 肺动脉瓣狭窄

E. 主动脉瓣关闭不全

13. 疼痛位于右下腹麦氏点可能是（　）。

A. 盆腔炎

B. 阑尾炎

C. 小肠炎

D. 胃炎

E. 乙状结肠炎

14. 正常腹部叩诊音为（　）。

A. 过清音

B. 清音

C. 实音

D. 鼓音

E. 浊音

15. 查体发现上腹部见胃型和蠕动波，最可能的病情是（　）。

A. 幽门梗阻

B. 麻痹性肠梗阻

C. 急性腹膜炎

D. 大量腹腔积液

E. 痉挛性肠梗阻

16. 蛙状腹常见于（　）。

A. 肥胖所致全腹膨隆

B. 腹腔积液所致全腹膨隆

C. 腹腔积气所致全腹膨隆

D. 腹腔内巨大包块所致全腹膨隆

E. 以上均不是

17. 腹部叩诊有移动性浊音，腹腔内游离液体一般至少为（　）。

A.1500mL

B.1000mL

C.500mL

D.200mL

E.100mL

18. 肠鸣音活跃常见于（　）。

A. 腹膜炎

B. 肠麻痹

C. 机械性肠梗阻

D. 急性胃肠炎

E. 低钾血症

19. 上腹部听到振水音可见于以下哪种疾病？（　）

A. 肠梗阻

B. 幽门梗阻

C. 急性胃炎

D. 肝硬化

E. 急性胰腺炎

20. 身体评估中必需的物品器械，不包括（　）。

A. 体温表

B. 听诊器

C. 血压计

D. 压舌板

E. 近视力表

二、多选题

1. 听诊时的注意事项包括（　）。

A. 环境要安静、温暖、避风

B. 避免产生附加音

C. 注意力集中，排除干扰

D. 体件要紧贴于被检查的部位

E. 听诊前要注意耳件方向是否正确

2. 正常呼吸音包括（　）。

A. 肺泡呼吸音

B. 支气管呼吸音

C. 支气管肺泡呼吸音

D. 干湿啰音

E. 管状呼吸音

3. 语音震颤减弱见于（　）。

A. 肺气肿

B. 大叶性肺炎

C. 阻塞性肺不张

D. 大量胸腔积液

E. 空洞性肺结核

4. 皮肤弹性与下列哪些因素有关？（　）

A. 皮下脂肪

B. 尿量

C. 营养状态

D. 组织间隙含液量

E. 年龄

5. 关于腹部压痛、反跳痛，下列叙述哪项为正确？（　）

A. 急性胆囊炎时，左上腹胆囊点压痛

B. 急性胆囊炎时，右上腹胆囊点压痛

C. 阑尾炎时脐至左髂前上棘连线内1/3处压痛

D. 阑尾炎时脐至右髂前上棘连线内1/3处压痛

E. 弥漫性腹膜炎，可出现全腹压痛、反跳痛

参考答案

一、单选题：1.E 2.E 3.A 4.C 5.A 6.A 7.A 8.A 9.D 10.A 11.E 12.B 13.B 14.D 15.A 16.B 17.B 18.D 19.B 20.E

二、多选题：1.ABCDE 2.ABC 3.ACD 4.ACDE 5.BE

第三章 老年功能状态评估

导学目标

● 知识目标
1. 掌握老年各种功能状态评估的内容和方法。
2. 熟悉老年功能状态评估常用的评估工具。
3. 了解老年功能状态评估的研究进展。

● 能力目标

通过本章的学习,能独立对老年人的认知功能,吞咽功能,视、听功能,感觉功能,运动功能,日常生活能力进行系统评估,为老年人管理提供有力依据,以促进老年人身体健康,提高老年人的生活质量。

伴随着中国快速的社会转型和老龄化的加速,老年人的经济地位和社会角色亦在发生急剧变化。受年龄、家庭状况、社会支持及并存基础疾病等因素的影响,老年人会呈现不同程度的认知功能障碍、吞咽困难以及日常生活活动能力下降等表现,进而给自身、家庭、社会带来负担。本章将从相关概念、临床表现、评估量表的解读等方面进行详细介绍,以期为老年管理相关的工作人员提供依据。

第一节 认知功能评估

一、概述

认知是大脑接收处理外界信息,从而能动地认识世界的过程。认知功能涉及记忆、注意、语言、执行、推理、计算和定向力等多种区域。认知障碍指上述区域中的一项或多项功能受损,不同程度地影响患者的社会功能和生活质量,严重时甚至导致患者死亡。认知功能障碍分为轻度认知功能障碍(mild cognition impairment,MCI)和痴呆(dementia),其中轻度认知功能障碍特指以轻度记忆障碍为主的进行性认知功能下降,但未达到痴呆的诊断标准。痴呆是一种以认知功能受损为核心症状的获得性智能损害综合征，以阿尔茨海默病（Alzheimer's Disease，AD）最为常见，约占痴呆的60%。

老年人认知功能不断下降，60岁以上人群中轻度认知功能障碍发生率为12%～18%，且发生率随年龄增长而逐渐升高。在中国，60～69岁人群轻度认知功能障碍发生率为9.93%，70～79岁人群轻度认知功能障碍发生率为18.46%，而80岁及以上人群轻度认知功能障碍发生率高达26.13%，且每年大约有5%～10%的轻度认知功能障碍患者将发展为痴呆。

二、认知功能障碍的临床表现

（一）轻度认知功能障碍的临床表现

1. 认知功能减退

学习新知识和近期记忆力减退，是其最常见的症状。通过反复地学习，虽然可以改善，但仍不能达到同龄老年人的水平，其健忘的表现也较同龄老年人频繁和持久，但对远期过往记忆保持正常。

2. 复杂的生活能力下降

生活自理能力完全正常，但由于认知功能障碍，复杂的日常生活能力出现减退现象，如判断、解决问题的能力下降、处理复杂的财务问题的能力下降、使用新的电子产品的能力下降等。

3. 非认知性神经精神症状

患者常伴轻度焦虑、抑郁、易激惹、病理性赘述以及轻度的人格和情感障碍。虽然轻度认知功能障碍患者的认知功能降低，但没有达到痴呆的程度。他们的最终结果是一部分进展为阿尔茨海默病，一部分患者始终保持在这种较差的轻度认知功能障碍状态。

（二）痴呆的临床表现

1. 轻度痴呆

此阶段主要症状是老年人逐渐出现记忆力下降和认知功能减退。如认知的速度减慢、反应时间延长、短时记忆容量减少，同时还会伴随情绪问题，表现为焦虑甚至抑郁。

2. 中度痴呆

此阶段老年人记忆力进一步下降，其思维能力、语言能力和定向力方面的认知发生异常。此阶段可表现为吃过饭却记不得，在熟悉的地方迷路，部分老人出现幻觉或妄想。

3. 重度痴呆

此阶段老年人会生活完全不能自理，肢体僵硬，拖着脚走路甚至完全失去行走能力，大小便基本失禁，长期卧床可能导致压疮、肺部感染、皮肤感染、尿路感染等并发症。

三、认知功能的评估

通过评估老年人认知功能是否存在异常，可以对老年人疾病早期的筛查、诊断、分期、预后起到一定指导作用，并为其康复计划提供依据。近年来，国内外学者研制了多种用于筛查老年认知的量表，其中具有代表性和应用较广的有简易智能评估量表（Mini-Mental State Examination，MMSE）、蒙特利尔认知功能评估（Montreal Cognitive Assessment，Mo CA）、画钟试验（Clock Drawing Task，CDT）和简明认知评估量表（Mini Cog）。

（一）简易智能评估量表

1. 简易智能评估量表（MMSE）

MMSE作为较早且广泛应用于认知障碍筛查的工具，已被翻译成多种语言版本。该量表共19项条目，分为两部分：第一部分仅需要言语回答，包括定向记忆力、注意力和计算力以及回忆能力4项，最高分21分；第二部分测试语言能力，主要测试命名、复述、听力理解、阅读理解、书写及结构模仿6项能力，最高分是9分，见表3-1。

表3-1 简易智能评估量表（MMSE）

	项目	对	错/不做
定向力	1. 今年是哪一年？	1	0
	2. 现在是什么季节？	1	0
	3. 现在是几月份？	1	0
	4. 今天是几号？	1	0
	5. 今天是星期几？	1	0
	6. 您住在哪个省？	1	0
	7. 您住在哪个县（区）？	1	0
	8. 您住在哪个乡（街道）？	1	0
	9. 咱们现在在哪个医院？	1	0
	10. 咱们现在在第几层楼？	1	0
记忆力	11. 记住这三个词，并复述：		
	皮球	1	0
	国旗	1	0
	树木	1	0
注意力和计算力	12. 100减7，连续减5次，分别的得数：		
	93	1	0
	86	1	0
	79	1	0
	72	1	0
	65	1	0

(续表)

	项目	对	错／不做
回忆能力	13. 回忆刚才的三个词，并复述：		
	皮球	1	0
	国旗	1	0
	树木	1	0
语言能力	14. 出示手表，问这是什么？	1	0
	出示钢笔，问这是什么？	1	0
	15. 我现在说一句话，请跟我清楚的重复一遍：四十四只石狮子	1	0
	16. 闭上您的眼睛，请您念念这句话，并按上面意思去做。	1	0
	17. 我给您一张纸请您按我说的去做：		
	右手拿着这张纸	1	0
	两只手将它对折起来	1	0
	放在您的左腿上	1	0
	18. 请您自己写一句完整的句子。	1	0
	19. 请您照下面图案画下来：	1	0

2. MMSE 评定说明

（1）定向力（10分）：依次询问日期、地点。以患者首次答案进行记录。

（2）记忆力（3分）：即刻记忆，向患者清楚、连续、缓慢地说出3个无关的物品的名称，大约1秒说一个，不要求患者按物品次序回答。如第一次有错，先计分，再告知患者错在哪里，并要求其再次回忆，但重复次数不得超过5次。若5次仍未能记住3个名称，则跳过"回忆能力"部分不进行检测。

（3）注意力和计算力（5分）：要求患者从100开始减7之后再减7，一直减5次（即93、86、79、72、65）。每答对1个得1分，如果前次错了，在错误得数基础上减7，结果正确仍给相应得分，期间不得笔算。

（4）回忆能力（3分）：如果前次患者完全记住了3个名称，就让他们再重复一遍。每正确重复1个得1分，最高3分。

（5）语言能力（9分）：①命名能力（2分）：拿出物品给患者看，要求他们说出这是什么。②复述能力（1分）：要求患者注意你说的话并重复一次，只允许重复一次。只有正确，咬字清楚才能记1分。③听力理解能力（3分）：给患者一张空白纸，要求患者右手拿起纸，再双手将其对折，最后放在腿上。只有他们按正确顺序做的动作才算正确，每个正确动作给计1分。④阅读理解能力（1分）：拿出一张"闭上您的眼睛"卡片给患者看，要求患者读完并按要求做，确实闭上眼睛才能得分。⑤书写能力（1 分）：给患者一张白纸，让他们写出一句完整的话，须有主语、动词，且有意义，不能给予任何提示，语法和标点的错误可以忽略。⑥结构模仿能力（1 分）：在一张白纸上画有交叉的两个五边形，要求被测试者照样准确地画出来。五边形需画出 5 个清楚的角和 5 个边，同时，两个五边形交叉处形成菱形，线条的抖动和图形的旋转可以忽略。

3. MMSE 的评分标准与结果判断

MMSE 的评分分为 0、1 两个级别评分，答对一题记 1 分，答错及拒绝回答记 0 分，满分 30 分。结果判定如下：

（1）认知功能障碍：最高得分为 30 分，分数在 27～30 分为正常，分数低于 27 分为认知功能障碍。

（2）痴呆划分标准：文盲不高于 17 分、小学文化程度不高于 20 分、中学文化程度（包括中专）不高于 22 分、中学文化以上程度（包括大专）不高于 24 分为痴呆。

（二）蒙特利尔认知功能评估（MoCA）

MoCA 是用于筛查轻度认知功能障碍的一种简便、快捷的筛查工具。MoCA 最终版本包含 8 个认知领域，分别为视空间与执行功能、命名、记忆、注意、语言、抽象思维、延迟回忆、定向力。具有相对灵敏度高、涵盖的认知领域比较全面的优点，见表 3-2。

表 3-2 蒙特利尔认知功能评估（MoCA）

姓名：	性别：	年龄：	受教育程度：	日期：	
视空间与执行功能					得分
（连线测试）[ ]	复制立方体 [ ]	画钟表（11 点 10 分）轮廓[ ] 数字[ ] 指针[ ]			__/5
命名					
（狮子）[ ]	（犀牛）[ ]	（骆驼）[ ]			__/3
记忆	读出下列词语，然后由受试者重复上述过程，重复 2 遍，5 分钟后回忆。	面孔	天鹅绒	教堂	菊花	红色	不计分
	第一次						
	第二次						

(续表)

注意	读出下列数字,请受试者重复(每秒1个)。 742 21854	__/2
	读出下列数字,每当数字1出现时,受试者敲一下桌面,错误数大于或等于2不得分。 521 394 118 062 151 945 111 419 051 12	__/1
	4~5个正确得3分,2~3个正确得2分,1个正确得1分,全部错误为0分。	__/3
语言	重复:操作者只知道今天张亮是来帮过忙的人。[ ] 狗在房间的时候,猫总是躲在沙发下面。[ ]	__/2
	流畅性:在1分钟内尽可能多地说出动物名字(不低于11个得分)。[ ]	__/1
抽象思维	词语相似性:香蕉—橘子=水果 火车—自行车=[ ] 手表—尺子=[ ]	__/2
延迟回忆	回忆时不能提醒	面孔 [ ]	天鹅绒 [ ]	教堂 [ ]	菊花 [ ]	红色 [ ]	__/5
定向力	日期[ ] 月份[ ] 年代[ ] 星期几[ ] 地点[ ] 城市[ ]	__/6
		总分:__/30

说明:分界值为26分,低于26分为认知障碍,不低于26分为正常。受教育年限低于12年者加1分以校正受教育程度的偏倚。

(三)画钟试验

画钟试验(CDT)是一种简单易行的认知评估工具,操作性良好、耗时短、受环境和文化程度影响小,且对操作者的专业性要求不高,目前被广泛应用于痴呆的筛查诊断,但其对MCI的诊断价值仍有一定争议。

指导语如下:请在这张白纸上画出一个钟表,标明全部数字,并用指针表示出11:10,请在我说"开始"后作图,操作完成后请你说"完成"以确认。检查者通过"开始""完成"的时间点计算画钟时长。

画钟试验的评分方法:采用5分法,画出闭合圆的得1分,正确标出1~12的得1分,数字位置正确的得1分,有两个指针的得1分,两个指针在正确位置的得1分。0~1分为重度认知障碍,2分为中度认知障碍,3分为轻度认知障碍,4分为认知功能正常。

(四)简明认知评估量表(Mini Cog)

Mini Cog由Scanlan等人设计,其不受教育文化程度的影响,经过短期训练即可被准确使用,且评价耗时短、有效性高,具有较大的临床价值。该量表由画钟试验和三个回忆条目组合而成,用于区分痴呆和非痴呆人群,见表3-3。

表3-3 简明认知评估量表(Mini Cog)

评估内容	评估标准
1.请受试者仔细听和记3个不相关的词,然后重复。 2.请受试者在一张空白纸上画出钟形,标好时钟数给受试者一个时间让其在时钟上标出来。 3.请受试者说出先前所给的3个词。	0分:3个词一个也没记住,为痴呆;1~2分:能记住1~2个词,画钟试验正确,认知功能正常;画钟试验不正确,为认知功能受损;3分:能记住3个词,画钟试验正确,为非痴呆。

（五）认知功能障碍的护理

掌握上述各个量表，对老年人认知功能进行评价，并依据评价结果，采取相应的护理措施。首先，协助老人制订规律的作息时间，让老人养成良好的生活习惯；其次，丰富老人的业余生活，鼓励老人参与娱乐活动；最后，让老人规律地参加康复训练，进行药物治疗，伴有原发疾病的老人，要积极治疗原发疾病。

知识链接 3-1

简易智能评估量表（MMSE）是使用最广泛的认知功能评估量表，主要用于痴呆的筛查，但对轻度认知功能障碍（MCI）缺乏敏感性。蒙特利尔认知评估量表（MoCA）是经多国循证医学验证的，是目前国际通用的MCI筛查量表，对认知领域的评估比较全面，对MCI检测有较好的敏感性和特异性。

第二节　吞咽功能评估

案例 3-1

张某，男性，68岁。头晕伴呕吐6小时，肢体抽搐、神志不清30分钟后急诊入院。行头部CT检查，示"左侧小脑、脑干大片低密度影"，诊断为"脑梗死，继发性癫痫"。给予改善脑循环、抗癫痫治疗1周，病情稳定。目前，生命体征平稳，右侧肢体活动不利，吞咽困难，音量低沉，准备出院。

请问：如何评估张先生的吞咽功能？

一、概述

吞咽是人类最复杂的行为之一，最常见的吞咽异常是咽吞咽困难（dysphagia following stroke，DFS）。吞咽困难是指与吞咽有关的神经或器官损伤，致使食物和（或）液体不能正常从口运送至胃内而出现梗阻停滞感。吞咽困难可分为三个时相：口腔时相、咽时相、食管时相，以前两个时相发生吞咽困难为主。导致吞咽困难的原因包括高龄、疾病等因素。吞咽困难可引起吸入性肺炎、营养不良、脱水、支气管痉挛等并发症，进而延长患者住院时间、降低老年人生存质量，加重家庭及社会的负担。

二、吞咽困难的临床表现

老年人的吞咽困难常表现不明显，常因出现了呛咳、误吸后才会引起注意。其主要的临床表现为：饮水时常伴有呛咳；进食时胸口有食物堵塞感，感觉喉咙中有块状物，或食物黏着于食道内，有异物感；会伴流涎、鼻反流；进食后，出现声音嘶哑、混浊、发声湿润低沉等；有的吞咽困难者表现为食欲减退、体重下降、抵抗力下降、原因不明的发热或反复发生吸入性肺炎。

三、吞咽困难的评估

对吞咽困难的老年患者进行及时、准确的评估是治疗和护理的前提。目前采用的评估方式包括功能性检查和间接评价方法，常用的方法有以下几种。

（一）功能性检查

功能性检查主要包括：①X线检查。通过食管X线钡餐造影检查，可观察咽部及食道下端有无狭窄或其他病变。②内窥镜检查。主要是喉镜或胃镜检查，可以直视咽和食管，了解咽和食管解剖生理状况及是否存在狭窄、溃疡等病理情况。③食管pH监测。进行食管24小时pH监测，可连续记录24小时食管pH变化，从而了解食管环境酸碱度、食管排空情况，进而了解人体胃酸的分泌状态、测定十二指肠胃反流情况、评价胃排空能力，对诊断酸性或碱性反流有重要帮助。④表面肌电图检查。对吞咽困难老人进行肌电图检查可辅助诊断神经肌肉接头病变与肌病引起的吞咽困难。

食管测压检查较少应用，但对诊断某些疾病却很有意义。检查方法是用固态或者灌注技术来记录食管腔内的压力。在吞钡和内镜以及充分的抗反流治疗（内镜下显示食管炎愈合）尚不能确诊而又怀疑食管性吞咽困难时，可进行食管测压检查。通过食管测压可对贲门失弛缓症、硬皮病（食管蠕动无能）和食管痉挛三种引起吞咽困难的疾病进行诊断。食管测压可判断食管运动功能状态，一般采用导管侧孔低压灌水测法。正常食管下括约肌（LES）基础压力在12～20mmHg，LES压/胃内压大于1.0，如压力不高于10mmHg、LES压/胃内压小于0.8，提示为胃食管反流。

（二）间接评价方法

1. 临床检查法

主要通过询问老人既往疾病史、目前健康状况、吞咽困难的部位、伴随症状、进展过程以及老人的口腔状况、营养状况、存在的疾病等对吞咽困难进行总体评价。

2. 饮水试验

患者取坐位，将听诊器放置于患者剑突与左肋弓之间，嘱其饮一口水。正常人在8～10秒后可听到喷射性杂音，若有食管梗阻或运动障碍，则听不到声音或延迟出现，梗阻严重者甚至可将水呕出。此方法简单易行，可作为初步筛查食管有无梗阻的方法。

3. 反复吞唾液试验

患者取坐位或床头抬高 30°，检查者把手指横置于患者甲状环骨和舌骨间，嘱患者做吞咽动作，当喉结随吞咽运动上举越过示指后再复位，即完成一次吞咽动作。口干患者可在舌面沾少量水再行吞咽。嘱患者尽力反复吞咽，检查 30 秒内完成吞咽的次数，不少于 3 次即正常，少于 3 次则提示患者存在吞咽障碍风险，须进一步评估。

4. 食管滴酸试验

对诊断食管炎或食管溃疡有重要帮助。试验前 3 日做上消化道钡餐检查，禁食 12 小时。患者取坐位，导入双腔胃管，将胃管前端固定于门齿下 20～25cm 处，先滴注生理盐水，每分钟 10～20mL，15 分钟后，若患者无特殊不适，再以同样速度滴注 0.1mol/L 盐酸，食管炎或溃疡患者一般在 15 分钟内出现胸骨后烧灼样疼痛或不适，立即停止滴注，并改滴注 5% 碳酸氢钠液，滴速为 100 滴 / 分，直至患者疼痛消失为止，并做好记录。滴酸后出现胸骨后烧灼感和（或）疼痛为阳性，无上述症状出现为阴性。

5. 洼田饮水试验

洼田饮水试验是日本学者洼田提出的，分级明确清楚，操作简单，利于选择有治疗适应症的患者，还可评价其吞咽功能治疗的效果，但是该试验要求患者意识清楚并能够按照指令完成试验，同时与患者主观感觉有关，试验结果与临床和实验室检查结果不一定一致。该试验可以预测患者是否发生误吸，但不能预测住院期间是否发生肺炎。因此在进行洼田饮水试验评估前应注意患者健康史的采集，如患者的神志、饮水吞咽情况、进食方式等，判断其是否适合洼田饮水试验。评估时，患者端坐，饮下 30mL 温开水，观察所需时间和呛咳情况。

洼田饮水试验分级评定标准：Ⅰ级（优）为能顺利地 1 次将水咽下；Ⅱ级（良）为分 2 次以上，能不呛咳地咽下；Ⅲ级（中）为能 1 次咽下，但有呛咳；Ⅳ级（可）为分 2 次以上咽下，但有呛咳；Ⅴ级（差）为频繁呛咳，不能全部咽下。正常为Ⅰ级，5 秒之内；可疑为Ⅰ级，5 秒以上或Ⅱ级；异常为Ⅲ、Ⅳ、Ⅴ级。

洼田饮水试验疗效判断标准：吞咽障碍消失，饮水试验评定Ⅰ级表示治愈；吞咽障碍明显改善，饮水试验评定Ⅱ级表示有效；吞咽障碍改善不明显，饮水试验评定Ⅲ级以上表示无效。

6. 医疗床旁吞咽评估量表

医疗床旁吞咽评估量表是南曼彻斯特大学医学院语言治疗科的 Smithard 及 Wyatt R. 编制的。编者对应用该量表进行床旁评估排除脑卒中后误吸的可靠性进行了观察，发现自主咳嗽减弱和意识水平下降预测误吸的敏感度 75%。量表项目较多，对吞咽评定很全面，对预测脑卒中后误吸的可靠性较高，最适用于脑卒中后需要评估吞咽功能的患者，

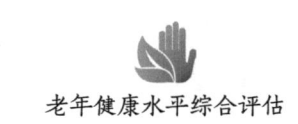

但只能判断患者是否存在不安全吞咽，而不能对吞咽障碍程度进行分级，见表 3-4。

表 3-4　医疗床旁吞咽评估量表

姓名：　　　　　日期：	记录号
意识水平　清醒 =1，嗜睡但能唤醒 =2，有反应但无睁眼和言语 =3，对疼痛有反应 =4	1/2/3/4
头与躯干的控制　正常坐稳 =1，不能坐稳 =2，只能控制头部 =3，头部也不能控制 =4	1/2/3/4
呼吸模式　正常 =1，异常 =2	1/2
唇的闭合　正常 =1，异常 =2	1/2
软腭运动　对称 =1，不对称 =2，减弱或缺乏 =3	1/2/3
喉功能　正常 =1，减弱 =2，缺乏 =3	1/2/3
咽反射　存在 =1，缺乏 =2	1/2
自主咳嗽　正常 =1，减弱 =2，缺乏 =3	1/2/3
第 1 阶段：给予 1 汤匙水（5mL）3 次 水流出　无或 1 次 =1，大于一次 =2 有无效喉运动　有 =1，无 =2 重复吞咽　无或 1 次 =1，一次以上 =2 吞咽时咳嗽　无或 1 次 =1，一次以上 =2 吞咽时喘鸣　无 =1，有 =2 吞咽后喉的功能　正常 =1，减弱或声音嘶哑 =2，发音不全 =3	1/2 1/2 1/2 1/2 1/2 1/2/3
第 2 阶段：如果第一阶段正常（重复 3 次，2 次以上正常），那么给予吞咽 60mL 烧杯中的水。 能否完成　能 =1，不能 =2 饮完需要的时间（s） 吞咽中或完毕后咳嗽　无 =1，有 =2 吞咽中或完毕后喘鸣　无 =1，有 =2 吞咽后喉的功能　正常 =1，减弱或声音嘶哑 =2，发音不能 =3 误吸是否存在　无 =1，可能 =2，有 =3	1/2 1/2 1/2 1/2/3 1/2/3

说明：医疗临床吞咽评估量表结果判定：①安全吞咽：患者顺利完成第 1、2 阶段测试并未见异常。②不安全吞咽：第 1 阶段患者不能正常吞咽 5mL 的水，尝试 3 次中多于 1 次出现咳嗽或气哽，或者出现吞咽后声音嘶哑（即喉功能减弱）；第 2 阶段患者吞咽 60mL 烧杯中的水出现咳嗽或气哽，或出现吞咽后声音嘶哑。

7. 吞咽困难分级量表

吞咽困难分级量表来自日本康复医学界，以营养摄取途径为线索反映经口进食的能力，重测信度很好，能预测吞咽困难患者是否发生误吸、住院期间是否发生肺炎及出院时的营养状态，还可根据量表选择康复训练方法。该量表根据患者进食能力分别赋值 0～10 分，分数越高表示吞咽困难的程度越低，10 分表示正常吞咽，见表 3-5。

表 3-5　吞咽困难分级量表

得分	评价内容
1	不适合任何吞咽训练，不可经口进食
2	仅适合任何吞咽训练，仍不可经口进食
3	可进行摄食训练，但仍不能经口进食
4	在安慰中可少量进食，但需静脉营养
5	1～2 种食物经口进食，需部分静脉营养
6	3 种食物经口进食，需部分静脉营养

(续表)

得分	评价内容
7	3种食物经口进食，不需静脉营养
8	除特别难咽的食物外，均可经口进食
9	可经口进食，但需临床观察指导
10	正常摄食吞咽功能

说明：分数越高表示吞咽困难的程度越低，10分表示正常吞咽，低于10分表示吞咽困难。对治疗效果的判定：提高到不低于9分，基本痊愈；提高6～8分，明显好转；提高3～5分，好转；提高1～2分，无效。

四、吞咽困难的护理

第一，选择合适的评估方法进行评估，并依据评估结果，制定训练计划并实施，根据定期评估结果判断康复疗效。第二，指导患者采取合适进食体位，一般采取躯干坐姿、颈部直立或低头姿势，预防早期食物溢出和气管打开的可能，减少食物鼻腔回流。第三，根据患者饮食特点及吞咽困难的程度，选择合适的清淡食物。不能进食固体食物老人，宜选取易吞咽的食物，如菜泥、果冻、蛋羹、浓汤等。昏睡、嗜睡、吞咽能力中度以下者，给予易于吞咽的流质饮食，将主食中配以鲜牛奶、蔬菜汁和果汁等。第四，注意合理饮食，少食多餐，避免过冷、过热、粗糙和有刺激性的食物。第五，加强心理护理，要常常安慰和关心老人，消除其恐惧心理，使病人积极地进食、配合治疗，以改善其吞咽困难的症状。

知识链接 3-2

洼田饮水试验量表评估吞咽困难：1.根据患者端坐时喝下30mL温开水的呛咳情况，将吞咽功能分级为Ⅰ～Ⅴ级，根据分级为其制订临床相关护理计划，防止并发症，提高其吞咽功能，改善其生活质量。2.根据吞咽功能的分级和从口腔含水开始到全部咽下30mL温开水结束（以喉头运动为标准）所需的时间，将吞咽功能分为正常、可疑、异常。3.通过洼田饮水试验还可评价患者吞咽功能治疗的效果，即治愈、有效、无效。

第三节　视、听及感觉功能评估

案例 3-2

李某，男性，69岁。近两年自觉视近物越来越困难，自认为是老花眼。过去未曾做过眼科检查，咨询有关老花镜的问题。

请问：如何评估李先生的视觉功能？

一、视功能评估

（一）概述

人类感觉器官中 90% 的感觉来自视觉系统，视功能的好坏直接影响人的生活质量，尤其对于老年人，良好的视觉质量是保障老年人生活质量最重要的因素之一。爱护人类的心灵之窗——眼睛，保护我们的视力，是我们生活质量的保证。

视觉为通过眼睛接收周围环境中事物所发出或发射出的光的信息，经过知觉和认识而获得信息的过程。视觉的产生需要一个完整的视觉系统。视觉系统是人类将视网膜上的图像还原为现实世界，是一个既精细、精准又复杂的系统。来自眼睛的视觉信息被传输到位于颅后部枕叶的初级视皮层，再传递到颞叶与顶叶皮质许多的高级视觉中枢，所以完整的视觉系统不仅包括眼睛，还包括了大脑的许多部分。眼睛选择并记录光线中所包含的信息，而大脑则接着处理这些信息，使之变成我们所见到的物体。

（二）视觉功能和视觉功效

1. 视觉功能

视觉功能主要包括视力、视野、色觉、暗适应与明适应、立体视觉、运动感觉和对比敏感度等。影响老年人生活质量最主要的视觉功能是视力，其次是视野和明暗适应等。

（1）视力：指视觉器官对物体形态的精细辨别能力。

（2）视野：指单眼注视前方某一点不动时，该眼能看到的范围。临床检查视野对诊断某些视网膜、视神经方面的病变有一定意义。

（3）暗适应和明适应：当人从亮处进入暗室时，最初任何东西都看不清楚，经过一定时间，逐渐恢复了暗处的视力，称为暗适应。相反，从暗处到强光下时，最初感到一片耀眼的光亮，不能视物，只能稍等片刻，才能恢复视觉，称为明适应。暗适应的产生与视网膜中感光色素再合成增强、绝对量增多有关。从暗处到强光下，所引起的耀眼光感是由于在暗处所蓄积的视紫红质在亮光下迅速分解所致，以后视物的恢复说明视锥细胞恢复了感光功能。

2. 视觉功效

视觉功效是人借助视觉器官完成一定视觉作业的能力。通常用完成作业的速度和精度来评定视觉功效。除了人的因素外，在客观上，它既取决于作业对象的大小、形状、位置、作业细节与背景的亮度对比等作业本身固有的特性，也跟照明密切相关。在一定范围内，随着照明的改善，视觉功效会有显著的提高。研究视觉功效与照明之间的定量关系可为制定照明标准提供视觉方面的依据。

（三）视觉功能障碍

引发老年人视觉功能障碍的疾病主要有白内障、青光眼、黄斑变性和视网膜变性等。视力下降不仅是眼部疾病，往往是糖尿病、高血压、颅内疾病甚至传染病等疾病在眼部的表现。视觉功能障碍主要包括低视力、盲、视觉损害、视觉失能和视觉残疾等。

1. 低视力和盲的诊断标准

世界卫生组织（WHO）于1973年提出的低视力和盲的诊断标准见表3-6，我国低视力和盲的诊断标准见表3-7。

表3-6　世界卫生组织提出的低视力和盲的诊断标准

类别	级别	最佳矫正视力（双眼中的好眼）	
		最佳视力低于	最佳视力等于或优于
低视力	1	0.3	0.1
	2	0.1	0.05
盲	3	0.05	0.02
	4	0.02	光感
	5	无光感	

说明：视野半径小于10°而大于5°，为3级盲；视野半径小于5°者为4级盲。

表3-7　我国低视力和盲的诊断标准

类别	级别	最佳矫正视力
低视力	一级低视力	＜0.3～0.05
	二级低视力	＜0.3～0.1
盲	一级盲	＜0.02～光感，或视野半径＜5°
	二级盲	＜0.05～0.02，或视野半径＜10°

说明：盲及低视力均指双眼，以视力较好眼为准；如仅有一眼为盲，而另一眼的视力达到或优于0.3，则不属于视力残疾；最佳矫正视力是指以矫正后能达到的最好视力，或用孔镜所能测得的视力。

2. 视觉损害

视觉损害是指视觉器官功能损害，主要包括视力、视野、视觉、色觉、暗适应、对比敏感度损害等。影响老年人生活质量最大的视觉损害是视力损害和视野损害。

3. 视觉失能

视觉失能指由于视觉损害而降低或丧失了视觉性工作的能力。视觉失能者需要借助助视器才能做一些精细性或粗大性的视觉性工作。

4. 视觉残疾

视觉残疾指由于各种原因导致双眼视力障碍或视野缩小，而难以做到一般人所能从事的工作、学习或其他活动。视觉残疾者部分不能或完全不能满足视觉性的社会工作。

上述视觉损害与失能是个人的器官功能损害与能力降低与丧失，残疾是由于失能所造成的。失能仅限于个人，而残疾是与社会、自然环境相联系的。例如因视力损害、工作能力下降或丧失而失去职业，需要家庭及社会的帮助，此人不仅是失能而且是残疾。又如一个人平时需坐轮椅，且又因生活在楼梯台阶很多的房子中难以活动，失去了独立活动的能力。在这种自然环境中便成了严重的残疾。如果他生活在平房中就会无任何残疾。

（四）视功能评估

在详细了解患者的眼病史、治疗史和患者对视力要求的基础上，才能更好地帮助视力障碍患者获得独立生活能力和提高患者的生活质量。视功能评估是眼部疾病诊断的主要依据，包括形态学和功能学方面的评估。评估内容主要包括视力、视野、色觉、暗适应、立体视觉、运动感觉、对比敏感度、视觉电生理（视网膜电图、眼电图、视觉诱发电位）、黄斑光阈值测定、相对性传入性瞳孔反射障碍等。老年综合评估主要介绍视力评估、色觉评估、暗适应评估及视觉功能快速筛查方法，其他问题的评估由于专业性较强，应嘱患者到眼科进行专业评估。

1. 视力评估

视力（visual acuity）是分辨二维物体形状大小的能力，分为中心视力和周边视力。中心视力是指视网膜黄斑中心凹的视觉敏感度，也就是眼能分辨出细小目标物的能力。中心视力又分为远视力和近视力，是视觉的主要标志。周边视力又称视野，是指当一眼注视一目标时，除了看清这个注视目标处，同时还能看到周围一定范围内的物体，这个空间范围，叫作视野。视力的好坏是衡量眼功能重要指标，也是分析病情的重要依据。

（1）远视力检查。远视力检查通常采用国际标准视力表检测。视力计算公式 $V=d/D$，V 为视力，d 为实际看见的某视标的距离，D 为正常眼应当看到该视标的距离。用远距离视力表，在距视力表 5m 处能看清"1.0"行视标者为正常视力。

检查远视力时，应先右后左两眼分别检查，测量时应遮盖未检查眼，不要压迫眼球。若患者佩戴眼镜应分别检查裸眼视力和矫正视力，并分别进行记录。若不能在 5m 处看见最大视标时，应逐渐缩短距离，直到患者能看到最大视标，如在 3m 处看见"0.1"行视标，那么 $V=0.1×3/5=0.06$；如距 1m 处仍不能看见视力表上最大一行视标，则进一步检测其能否数清手指或判断手动。若仍不能，则可用手电筒直接照射其眼球，询问有无光感。如光感消失则为失明，分别记录，手指/15cm，手动/10cm，光感、黑矇或无光感。当患者的视力降到光感时，还需进一步检查患者的光定位的能力，受检者注视前方，将光源放在受检者眼前 1m 处的上、下、左、右、左上、左下、右上、右下 8 个方位，观察受试者各个位置的光感情况并进行记录。

（2）近视力检查。根据卫生部 1989 年规定，我国于 1990 年 5 月 1 日起在全国实施《标准对数视力表》。本表优点是可以进行视力比较、视力平均及视力统计。该表以三画等长的 E 字作为标准视标，检查距离 5m，1 分视角作为正常视力标准（记 5.0）。视力记录采用 5 分记录法，见表 3-8。视力表的安装要求和检查方法，与国际标准视力表基本相同。记录时,将被检眼所看到的最小一行视标的视力按 5 分记录法记录。也可把小数记录附在后面,见表 3-9。

表 3-8 视力 5 分记录等级标准

等级	0 分	1 分	2 分	3 分	4 分	5 分
评定标准	无光感	有光感	手动	50cm 手动	5m 处可测	正常视力

说明:3.0～3.9 可用走近法测出;4.0～5.0 为视力表置 5m 处可测得视力范围。

表 3-9 对数视力表 3.0～3.9 的测定

走近距离(m)	4	3	2.5	2	1.5	1.2	1.0	0.8	0.6	0.5
视力	3.9	3.8	3.7	3.6	3.5	3.4	3.3	3.2	3.1	3.0

(3)视野评估。视野反映的是黄斑中心凹以外整个视网膜感光细胞所能看到的范围。视野缺损直接影响人类的活动,视野检查可以确定是否存在相对和绝对敏感度的丧失。视野检查分周边视野检查和中心视野检查。正常周边视野检查用直径为 3mm 的白色视标、半径为 330mm 的视野计。其单眼视野的范围:颞侧约 90°以上,下方约 70°,鼻侧约 65°,上方约 55°。各种颜色视野范围并不一致,白色最大,蓝色次之,红色又次之,绿色最小,两眼同时注视时,大部分视野是互相重叠的。视野检查方法包括动态检查与静态检查。动态视野检查是利用运动着的视标,测定相等灵敏度的各点,所连之线称为等视线。静态视野检查则是测定子午线上各点的光灵敏度阈值,连成曲线以得出视野缺损的深度。常用的视野检查法如下。

①对照法。简单易行,但准确性较差。假定检查者视野是正常的,检查者和被检者相对而坐,相距约 1m,分别进行两眼检查。检查右眼时,让被检查者用眼罩遮盖左眼,检查者闭合右眼,两人相互注视,眼球不能转动。然后检查者伸出手指,在被检者与检查者的中间同等距离处,分别在上、下、内、外、左上、左下、右上、右下 8 个方向,由周边向中心缓慢移动,如果两人同时见到手指,说明被检者的视野是正常的;如果检查者比被检者更快发现手指,则说明被检者视野小于正常。再依此方法检查左眼。

②周边视野计检查法(perimetry)。视野计形式多样,主要的差别在于背景的形状与视标出现的方式。近年来,一些视野计上已配有电子计算机,可对视野作自动定量的记录。常用的检查法有弧形视野计法、Goldman 视野计法、平面视野计(campimetry)法和方格表(Amsler)法等。

2. 色觉评估

老年人视觉功能的评估,还应明确老年人有无色觉障碍。多数老年人的色觉障碍为先天所致,其发生率为男性约 5.14%,女性约 0.73%;少数为后天的视网膜或视神经等疾病所致。因此,色觉检查可作为老年人青光眼、视神经病变等疾病早期诊断的辅助检测指标。色觉检查主要分为视觉心理物理学检查(主观检查)和视觉电生理检查(客观检查）两种。目前临床多采用主观检查法，包括假同色图测验（色盲本测验）和色相排列检测，后者又包括 Farnsworth-Munsell（FM）-100 色调测验法、Farnsworth panel D-15 色调测验法和色盲镜（anomaloscope）检查法。

3. 暗适应（dark adoption）评估

暗适应评估可反映光觉的敏锐度是否正常，可对夜盲症状进行量化评价。正常人最初 5 分钟的光敏感度提高很快，以后渐慢，8～15 分钟时提高又加快，15 分钟后又减慢，直到 50 分钟左右达到稳定的高峰。在 5～8 分钟处的暗适应曲线上可见转折点，其代表视锥细胞暗适应过程的终止，此后完全是视杆细胞的暗适应过程。暗适应检查的方法包括：

（1）对比法。由被检者与暗适应正常的检查者同时进入暗室，分别记录两者进入暗室能辨别周围物体所用时间，如被检者的时间明显长，即表示其暗适应能力差。

（2）暗适应计。常用的有 Goldmann-Weekers 计、Hartinger 计、Friedmann 暗适应计等，其结构分为可调光强度的照明装置及记录系统。通常在做 5～15 分钟的明适应后，再做 30 分钟的暗适应测定，将各测定点连接画图，即暗适应曲线。

4. 视功能的快速筛查评估

对居家老人和养老机构老人进行简易、快速的视觉功能筛查，对了解老年人的视觉功能、整体健康状况、生活质量水平及进一步制定健康管理措施具有重要意义。主要方法包括：

（1）视力的快速筛查。通过简单的读书、看报可快速筛查视力水平，见表 3-10。

表 3-10　老年人视力快速筛查评估

序号	评估内容	评分	得分
1	能看清书报上的标准字体	0	
2	能看清楚大字体，但看不清书报上的标准字体	1	
3	视力有限，看不清报纸大标题，但能辨认物体	2	
4	辨认物体有困难，但眼睛能跟随物体移动，只能看到光、颜色和性状	3	
5	没有视力，眼睛不能跟随物体移动	4	

说明：①若平日戴老花镜或近视镜，应在配戴眼镜的情况下进行评估；②推荐评价指标，0 分为视力正常；1 分为低视力；2～3 分为盲；4 分为完全失明。

（2）视觉功能的快速筛查方法。重点对视力、视野等功能进行评估，见表 3-11。

表 3-11　视功能评估方法

序号	筛查项目	评估方法	得分
1	阅读、行走和看电视，觉得吃力	0 分 = 是，1 分 = 否	
2	看东西时觉得有东西遮挡或视物有缺损	0 分 = 是，1 分 = 否	
3	看东西时实物变形、扭曲	0 分 = 是，1 分 = 否	

说明：①总分为 3 分。1 分及以下为视功能差；2 分为视功能较差；3 分为视功能良好。②如第一项回答为"是"，说明视力有问题，应考虑是否有白内障等病变；如第二项回答为"是"，说明视力、视

野有问题，应考虑是否有白内障、青光眼等病变；如第三项回答"是"，应考虑是否有黄斑变性和视网膜病变。

二、听力功能评估

（一）听力评估的分类

听力评估分为主观测听法和客观测听法。

1. 主观测听法

依据受试者对刺激信号做出的主观判断进行评估，又称为行为测听法。主观测听法经常受到受试者主观意识、情绪、年龄、文化程度和反应能力及行为配合能力的影响，在某些情况下（如非器质性聋、弱智、反应迟钝者等）检测结果不能完全反映受试者的实际听力水平。主观测听法包括语言检查法、表试验、音叉试验、纯音听阈及阈上功能测试、Bekesy 自描测听、言语测听等。

2. 客观测听法

无需受试者的行为配合，不受其主观意识的影响，结果相对客观、可靠，但结论判断的正确性与操作者的经验、水平有关。常用的客观测听法有声导抗测试、电反应测听及耳声发射测试等。电反应测听一般用于非器质性耳聋、精神性耳聋以及感音神经性聋的鉴别和各种听力鉴定。与主观测听相比，客观测听的频率特异性较差，对每一个频率的听阈难以做出精确的评价。

（二）听力评估的具体方法

听力评估工具有很多种，如听力快速筛查、汉化版 HHIE-S 量表、语言检查法、表测试、音叉试验、纯音听力计检查法、阈上听功能测试、言语测听法、耳声发射检测法、声阻抗-导纳测试法、电反应测听法（electric response audiometry，ERA）等。简单易行的有以下几种方法。

1. 听力快速筛查

通过观察受试者的交流情况，快速筛查老年人的听力功能，见表 3-12。

表 3-12 听力快速筛查法

序号	评估内容	评分	得分
1	可正常交流，能听到电视、电话、门铃的声音	0	
2	在轻声说话或说话距离超过 2m 时听不清	1	
3	正常交流有些困难，需在安静的环境或大声说话才能听到	2	
4	讲话者大声说话或说话很慢，才能部分听见	3	
5	完全听不见	4	

说明：①若平日佩戴助听器，应在佩戴助听器的情况下进行评估。②推荐评价标准，0 分为听力正常；1 分为听力下降；2~3 分为听力障碍；4 分为完全失聪。

2. 汉化版 HHIE-S 量表

本量表的目的在于了解受试者是否存在听力问题，以便为其做出准确判断。需要受试者根据提问，仔细回答每一个问题，见表 3-13。如果受试者平时佩戴助听器，应在不用助听器的情况下进行测定。整个量表应在 10 分钟内完成。

表 3-13　汉化版 HHIE-S 量表

序号	评估内容	选项			得分
		是	有时	偶尔	
1	当您遇见陌生人时，听力问题会使您觉得难堪吗？	0	2	4	
2	和家人谈话时，听力问题使您觉得难受吗？	0	2	4	
3	如果有人小声和您说话，您听起来困难吗？	0	2	4	
4	听力问题给您带来一定残疾吗？	0	2	4	
5	当您访问亲朋好友、邻居时，听力问题会给您带来不便吗？	0	2	4	
6	因听力问题，您经常不愿意参加公众聚会活动吗？	0	2	4	
7	听力问题使您和家人有争吵吗？	0	2	4	
8	当您看电视和听收音机时，听力问题使您有聆听困难吗？	0	2	4	
9	听力问题是否影响、限制和阻挠您的社会活动和生活吗？	0	2	4	
10	在餐馆和亲朋吃饭时，听力问题让您感到困惑吗？	0	2	4	

说明：本量表为筛查版，是从 HHIE-S 量表的完整版中提取 10 个题目，包括社交场景题 5 题，情绪题 5 题。将 10 个问题的得分相加即得到 HHIE-S 得分。最高 40 分，最低 0 分。听力障碍分级标准，0～8 分为无障碍；10～24 分为轻中度听力障碍；25 分以上为重度障碍。

3. 语言检查法

语言检查法简单易行，可以迅速区别听力正常与否，也可大致地了解听力情况和听力障碍的性质。例如，耳语试验和话语试验的听距相差悬殊者，为内耳病变，这种差距在老年性聋中表现尤为明显。若为中耳病变，则两者差距较小。说话时，尤其在耳语时，患内耳病者对具有清脆音色的词汇的听距很小；而患中耳病者对具有清脆音色的词汇和低沉音色的词汇在听距上并无显著差异。此外，对中耳病变者，密封其外耳道时听力只略有下降，因其听力主要依靠骨导；而内耳病变者，因骨导原本很差，故在密封其外耳道时，听力将明显下降。此法只能监测听力的一般情况，难以精确评估耳聋的程度。因为，距离与词汇的选择、各人构语的精确度以及发声的强度差别很大。检查室隔音的条件以及环境的安静与否，都可影响检查结果。本法一般适用于集体体格检查。

检查室长度应在 6m 以上，环境安静。受检者的外耳门与检查者的口约在同一水平线上。受检者朝向检查者，用食指紧塞对侧外耳道口，紧闭双眼，以保证看不到检查者发音时的口唇动作。

（1）耳语试验。检查者立于距受检者 6m 处，以简单词汇语句发出耳语声，让受检者复诵，如不能复诵，则可重复一两次，但不可提高音量。如仍听不到，则检查者可逐渐走向受检者，直到受检者能听清并复诵无误为止，记录距离作为分子，譬如 3m，以正常听距（一般为 6m）作为分母，则 3/6 表示听力减退的程度。受检耳的听觉敏度，可以此分数的平方值表示。例如，耳语检查结果为 3/6，则听觉敏度为 $(3/6)^2=1/4$，听力缺损为 3/4。用同样的方法再测另外一只耳。

（2）话语试验。如受检者听不到耳语，或只在很近的距离才能听到耳语，则改用话语进行检查，此时听距要增加为 12m，也有增为 20m 的。话语试验的测验与计算方法与耳语试验相同。

进行耳语或话语检查时，对词汇的选择应根据不同对象进行选择，最好用日常生活中的常用词或数词。词汇分低音词汇和高音词汇，面包、报纸、葡萄、肥皂、2、5、52 等代表低音，上海、花生、茶叶、汽车、1、7、77 代表高音。发耳语时应注意，利用呼气后的肺中残余气体发声；声带不振动，用构词器官发声。

一般来说，低声耳语相当于声强级 10～20dB，普通耳语相当于 30dB，低声话语相当于 40～55dB，普通话语相当于 60～70dB，而高声话语大致相当于 85dB。如能听到高声，则听力缺损不超过 85dB。

4. 表测试

检查时，对受试者的两耳分别进行检测。在安静室内嘱受试者闭目坐在椅子上，用手指或耳塞堵住非受检耳道，评估者立于背后，手持机械手表（或拇指与食指捻搓）从 1m 以外逐渐移向被检者被测耳部，嘱其听到声音立即示意。用同样方法检查对侧耳，比较两耳的检测结果。听力正常时约在 1m 处即可听到表走的声音。记录方法以受检耳听距（cm）/ 该表标准听距（cm）表示，如 100/100、50/100。

5. 音叉试验

音叉试验是常用的基本听力检查法。用于初步判定耳聋。每套音叉由 5 个不同频率音叉 C125、C256、C512、C1024、C2048 组成，分别发出不同频率的纯音，其中最常用的是 C256 及 C521。

检查气导（air conduction，AC）听力时，检查者手持叉柄，用叉臂敲击另一手掌的鱼际肌（不要敲击过响以免产生泛音）。将振动的两支叉臂末端置于耳道口 1cm 处，呈三点一线。检查骨导（bone conduction，BC）时，应将叉柄末端的底部压置于颅面骨或乳突部。

（1）林纳试验（Rinne test，RT），又叫气骨导对比试验。取 C256 的音叉，振动后置于乳突鼓窦区测其骨导听力，待听不到声音时记录其时间，立即将音叉移置于外耳道口外侧 1cm 外，测其气导听力。若仍能听到声音，则表示气导比骨导时间长（AC＞BC），称林纳试验阳性。反之则骨导比气导时间长（BC＞AC），为阴性。

正常人气导比骨导时间长 1～2 倍，为林纳试验阳性。传导性耳聋因气导障碍，骨导比气导长，为阴性。感音神经性耳聋，气导及骨导时间均较正常短，听到声音亦弱，故为短阳性。气导与骨导时间相等者（AC=BC，RT"±"）亦属传导性耳聋。如为一侧重度感音神经性耳聋，气导和骨导的声音皆不能听到，患者的骨导基本消失，但振动的声波可通过颅骨传导至对侧健耳的感音区，以致骨导较气导为长，为假阴性。

（2）韦伯试验（Weber test，WT），也叫骨导偏向试验，用于比较受试者两耳的骨导听力。敲击音叉后将其底部紧压于颅面中线上任何一点（多为前额或颏部），以"→"标明受试者判断的骨导声偏向侧，以"="示两侧相等（如图3-1、图3-2所示）。结果评价："="示听力正常或两耳听力损失相等；"→"偏向耳聋侧，示为传导性耳聋；"→"偏向健侧示为感音神经性聋。

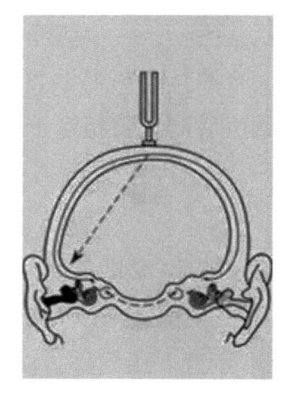

图 3-1 偏患侧图 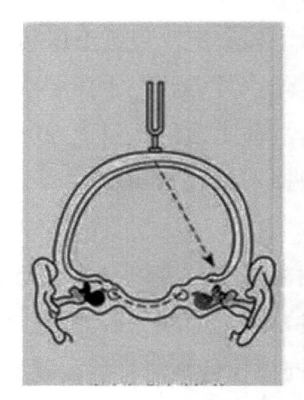　　　　图 3-2 偏健侧图

（3）施瓦巴赫试验（Schwabach test，ST），也叫骨导比较试验，用于比较受试者与正常人（一般是检查者本人）的骨导时间长短。当正常人骨导消失后，迅速测试受试者同侧骨导听力，再反向测试。受试者骨导较正常人延长为（＋），缩短为（－），相等为（±）。结果评价：（＋）为传导性聋，（－）感音神经性聋，（±）为正常。传导性耳聋和感音神经性耳聋的音叉试验结果比较见表3-14。

表 3-14　传导性耳聋和感音神经性耳聋的音叉实验结果比较

试验方法	传导性聋	感音神经性聋
林纳试验（RT）	（－）（±）	（±）
韦伯试验（WT）	→病耳	→健耳
施瓦巴赫试验（ST）	（＋）	（－）

（4）盖莱试验（Gelle test，GT），也叫镫骨活动试验，用于检查镫骨底板是否活动。鼓气耳镜贴紧外耳道壁，用橡皮球向外耳道内交替加、减压力的同时，将振动音叉的叉柄底部置于乳突部。若镫骨活动正常，受试者感觉到随耳道压力变化一致的音叉声音强弱变化，为阳性（＋），反之为阴性（－）。耳硬化或听骨链固定者为阴性。

音叉检测时应注意：①应击动音叉臂的上 1/3 处；②敲击力量应一致，不可用力过猛或敲击桌台硬物，以免产生泛音；③检查气导时应把振动的音叉上 1/3 的双臂平面与外耳道纵轴一致,并同外耳道口同高,据外耳道口约 1cm;④检查骨导时则把柄底置于颅面;⑤振动的音叉不可触及周围任何物体。

三、感觉功能评估

(一)概述

1. 感觉是指人脑对直接作用于感受器的客观事物的个别属性的反应。包括浅感觉、深感觉和复合感觉。

2. 感觉障碍是指机体感受系统对外界刺激不能产生正常的感觉反应。包括感觉缺失、感觉减退、感觉过敏和感觉异常。

3. 感觉功能评估的注意事项。进行感觉功能评估时,检查者需耐心细致,使被检查者了解检查的方法并充分配合,注意调整其注意力。指导被检查者采取合适体位,使被检查部位松弛,以提高检查准确性。检查时让被检查者闭上眼,或用东西遮上眼睛。检查顺序应从正常部位向异常部位过渡,并由远而近,采取左右、前后、远近端对比的原则,必要时多次重复检查。

(二)感觉功能评估的目的、意义

感觉功能是否正常对老年人的日常生活具有重要影响。根据对感觉功能评估结果的分析,判断感觉障碍对老年人日常生活、活动和使用辅助器具的影响,以便采取必要的防范措施,尽量减少感觉障碍给老年人带来的伤害。感觉功能评估对提高老年人的自理能力和生活质量具有重要意义。

(三)感觉评估的内容及方法

1. 浅感觉评估

浅感觉包括痛觉、触觉和温度觉。

(1)痛觉评估。嘱受检者闭目,检查者用大头针或尖锐的物品(叩诊锤的针尖)轻轻刺激受检者皮肤,询问患者有无疼痛感觉。先检查面部、上肢、下肢,然后进行上下和左右对比,确定疼痛的强弱。对痛觉减退的患者要从有障碍的部位向正常的部位检查,而对痛觉过敏的患者要从正常的部位向有障碍的部位检查,这样容易确定异常感觉范围的大小。痛觉障碍见于脊髓丘脑侧束损害。

(2)触觉评估。嘱受检者闭目,检查者用棉花或软毛笔对受检者体表的不同部位依次触及,询问受检者有无感觉,并且在两侧对称的部位进行比较。刺激的动作要轻,不应过于频繁。检查四肢时刺激的方向应与长轴平行,检查胸、腹部的方向应与肋骨平行。检查顺序为面部、颈部、上肢、躯干、下肢。触觉障碍见于脊髓丘脑前束和后索损害。

(3)温度觉评估:包括冷觉与温觉。冷觉用装有 5~10℃的冷水试管,温觉用

40～45℃的温水试管。在受检者闭目的情况下，交替接触受检者皮肤，嘱其说出冷或热的感觉。选用的试管直径要小，管底面与皮肤接触面积不要过大，接触时间以2～3秒为宜，检查时两侧部位要对称。温度觉障碍见于脊髓丘脑侧束损害。

2. 深感觉评估

深感觉包括运动觉、位置觉和震动觉。

（1）运动觉评估。嘱受检者闭目，检查者以手指夹住受检者手指或脚趾两侧，做被动伸或屈的动作，让其辨别是否有运动及运动方向，若不明确可加大幅度或测试较大关节，让受检者说出肢体运动的方向。运动觉障碍见于脊髓后索病损。

（2）位置觉评估。嘱受检者闭目，检查者将受检者手指、脚趾或一侧肢体被动摆在一个位置上，让受检者说出肢体所处的位置，或用另一侧肢体模仿摆放在相同的位置上。位置觉障碍见于脊髓后索病损。

（3）震动觉评估。嘱患受检者闭目，用每秒震动128或256次的音叉置于受检者骨骼突出部位上，请受检者指出音叉有无震动和持续时间，并作两侧、上下对比。检查时常选择的骨突部位为胸骨、锁骨、肩峰、鹰嘴、桡骨、尺骨、棘突、髂前上棘、股骨粗隆、腓骨小头、内外踝等。震动觉障碍见于脊髓后索病损。

3. 复合觉评估

复合觉又称皮质感觉，是大脑皮质对感觉刺激的综合分析和判断。复合感觉检查必须在深、浅感觉二者均正常时检查才有意义。复合感觉包括两点辨别觉、图形觉、实体觉和皮肤定位觉。

（1）两点辨别觉评估。用特制的两点辨别尺或双脚规或叩诊锤的两尖端，两点分开至一定距离，同时轻触受检者皮肤，使受检者在闭目，若受检者感到两点，再缩小距离，直至两接触点被感觉为一点为止。测出两点间最小的距离。两点必须同时刺激，用力相等。正常人全身各部位的两点辨数值不同，正常情况下，口唇为2～3mm；指尖为3～6mm；手掌、足底为15～20mm；手背、足背为30mm；胫骨前缘为40mm；背部为40～50mm。两点辨别觉障碍见于大脑额叶病变。

（2）图形觉评估。嘱受检者闭目，用铅笔或火柴棒在其皮肤上写数字或画图形（如圆形、方形、三角形等），询问受检者能否感觉并辨认，也应双侧对照。图形觉障碍见于丘脑以上皮质病变。

（3）实体觉评估。嘱受检者闭目，将日常生活中熟悉的某物品放于其手中（如火柴盒、刀子、铅笔、手表等）。让患者辨认该物的名称、大小及形状等。两手比较。实体觉障碍见于皮质病变。

（4）皮肤定位觉评估。嘱受检者闭目，检查者用手指或棉签轻触一处皮肤，请受检者说出或指出被触及的部位，然后测量并记录与刺激部位的距离。正常误差手部小于 3.5mm，躯干部小于 1cm。皮肤定位觉障碍见于皮质病变。

第四节 运动功能评估

案例 3-3

余某，男性，65 岁，有高血压病史 11 年。身高 175cm，体重 90kg，吸烟 36 年，每日 20 支左右，现已戒烟 9 年，无大量饮酒史，平日生活较规律。10 天前昏迷 8 小时，以"急性脑出血"入住神经内科治疗，经全力抢救和治疗后生命体征平稳，准备出院。目前患者意识清楚，无语言障碍，但一侧上下肢不能活动。

请问：如何评估脑血管病患者的肌力？

一、运动的定义

运动是指骨骼肌的活动，包括随意运动和不随意运动。随意运动指随本人的意志而执行的动作，又称自主运动。不随意运动指不受意志控制的自发动作，又称不自主运动。

二、运动评估的目的及意义

正常的运动功能是生活质量的重要保证。人体运动系统包括骨、关节、肌肉三个部分。老年人的运动系统随着年龄的增长，退行性改变也逐渐加重，是影响老年人运动功能的首要因素。老年人一旦运动功能下降，可能会出现体位、姿势和步态异常，视线调节、空间定位能力和感觉功能下降，辨距不良，意向性震颤等状态。科学准确地评估老年人运动功能的目的是为老年人日常生活管理提供准确的量化依据，对提高老年人活动能力和生活质量具有重要的意义。

三、运动评估的内容及方法

（一）肌力评估

肌力是指肌肉主动运动的力量。肌力评估的一般方法为：嘱受检者做肢体伸屈动作，检查者从反方向给予阻力，测试受检查者克服阻力的力量，并对比受检者身体两侧肌力是否一致。

1. 手部肌力评估

主要的检查方法包括：①受检查者用力握拳，检查者持其拳向手的腹侧旋转，受检查者用力阻抗。②受检查者用力握住检查者的手掌，检查者用力抽拔。③受检查者用力伸开五指，检查者以拇指和中指测定各指间的展力。④受检查者五个手指的指尖握住检查者的拇指，检查者用力抽拔。通过以上检查测定被检查者手部的肌力。

2. 上肢肌力评估

受检查者屈曲上肢，检查者向相反方向拉动其前臂，检查上肢屈肌肌力。受检查者伸直上肢，检查者蜷曲其前臂，检查上肢伸肌肌力。

3. 下肢肌力评估

受检查者仰卧，将下肢抬离床面，检查者用适当力量下压其下肢，测定下肢伸肌的肌力。受检查者仰卧，（用力屈髋屈膝），检查者向上拉动其小腿，测定下肢屈肌的肌力。

4. 肌力分级（采用 0～5 级分级法）

0 级：完全瘫痪；

1 级：肌肉可收缩，但无肢体活动；

2 级：肢体能在床面水平移动，但不能抬离床面；

3 级：肢体能抬离床面，但不能抵抗阻力；

4 级：能做对抗阻力动作，但较正常人差；

5 级：正常肌力。

5. 肌力评估的意义

肌力减弱或消失为瘫痪。部分神经系统病变的患者会出现不同形式的瘫痪。①单瘫：仅单一肢体瘫痪。②偏瘫：一侧肢体（上肢、下肢）瘫痪。③截瘫：双侧上肢瘫痪，称上肢性截瘫；双侧下肢瘫痪，称下肢性截瘫。一般下肢性截瘫多见。④四肢瘫：四肢均瘫痪，又称双侧偏瘫。

（二）肌张力评估

1. 肌张力评估的方法

肌张力是指静息状态下的肌肉紧张度。肌张力评估方法为：检查者触诊受检查者的肌肉硬度及肌肉完全放松时关节被动运动的阻力。

2. 肌张力评估的意义

（1）肌张力增强。触诊肌肉坚实，被动运动时阻力增加。见于神经系统病变。评定肌张力增强程度可使用改良 Ashworth 量表（Modified Ashworth Scale，MAS），见表 3-15。

表 3-15 改良 Ashworth 量表

等级	肌张力	标准
0	肌张力不增加	被动活动患侧肢体在整个范围内均无阻力
1⁻	肌张力轻度增加	被动活动患侧肢体在终末端有轻微阻力
1⁺	肌张力轻度增加	被动活动患侧肢体时在前 1/2ROM 中有轻微的"卡住"感觉，在后 1/2ROM 中有轻微阻力

(续表)

等级	肌张力	标准
2	肌张力较明显增加	被动活动患侧肢体在大部分 ROM 内均有阻力，但受累部分仍可较容易地活动
3	肌张力严重增加	被动活动患侧肢体在整个 ROM 内均有阻力，活动比较困难
4	肌张力高度增加	患侧肢体僵硬，阻力很大，受累部分不能屈伸，被动活动十分困难

说明：ROM 指关节活动度

（2）肌张力减弱。触诊肌肉松软，被动运动时阻力减弱或消失，关节过伸。见于神经系统病变。

（三）不随意运动

1. 震颤

震颤是身体某一部分不自主的、有节律的、幅度大小不一的来回摆动。

（1）静止性震颤。静止时出现，运动时减轻，睡眠时消失，常见于帕金森病患者。震颤先从手部开始，呈"搓丸样动作"，以后可扩展至下颌、口唇、舌及头部。除震颤外，常伴有肌张力增高、运动障碍及自主神经功能失调等症状。老年性震颤也是一种静止性震颤，以头部、下颌、口唇为多见，呈点头状或头左、右侧向震颤，一般无肌张力增高，但常合并痴呆。

（2）姿势性震颤。身体保持某种姿势时出现，运动休息时消失，较静止性震颤细而快。检查时嘱受检查者两上肢平伸，可见手指出现细微的不自主震颤。常见于焦虑、甲状腺功能亢进、应用肾上腺药物所致的震颤。

（3）动作性震颤。动作时出现震颤，动作终末越接近目标物时越明显，与静止性震颤相比则为无节律性并振幅较大。嘱受检者作指鼻试验及跟膝胫骨试验则易于发觉，静止时震颤消失。常见于小脑病变。

2. 舞蹈样动作

舞蹈样动作是一种无目的、无节律、不对称、不协调、幅度大小不等而快速且不自主的动作，可表现为撅嘴、眨眼、举眉、伸舌等动作。四肢则表现为无定向的大幅度运动，如上肢快速伸屈和上举，下肢快速变幻的屈曲、外展、内收，脚趾不时伸屈等，与患者持续握手时，可以感到时松时紧。舞蹈样动作常见于舞蹈病。老年性舞蹈病起病迅速，有时伴有局部瘫痪、痴呆与精神异常，大脑有广泛散在性小软化灶。老年性舞蹈病无家族史，故可与慢性进行性舞蹈病进行鉴别。

3. 手足抽搐症

手足抽搐症又称手足搐搦症，发作时手足肌肉呈紧张性痉挛，上肢表现为腕部屈曲，手指伸展，掌指关节屈曲，拇指内收并与小指相对，呈爪形手；下肢表现为踝关节与趾关节呈屈曲状。本症主要是钙离子缺乏（低钙血症）导致神经稳定性下降所致。低钙血症比较常见，小儿生长发育过快、太阳照晒不足、维生素 D 缺乏可引起低钙血症；老年人骨质疏松导致降钙素水平缺乏引起低钙性抽搐。手足抽搐症还可由其他原因造成，如癫痫发作。癫痫发作导致四肢抽搐、感觉麻木、意识丧失、口吐白沫、大小便失禁等症状，需要通过脑电图等检查才能明确诊断，给予抗癫痫的治疗来改善症状。

（四）共济运动

共济运动指机体完成某一动作时所依赖的肌群协调一致的运动，其协调有赖于小脑、前庭神经、深感觉和锥体外系的共同参与。当上述结构发生病变，动作协调发生障碍，称共济失调。共济运动的检查方法如下。

（1）指鼻试验。嘱受检者先将手臂伸直、外旋、外展，以食指尖触自己的鼻尖，然后以不同的方向、速度、睁眼、闭眼重复进行，并进行两侧对比。正常人动作准确，共济失调者指鼻有误。

（2）轮替动作试验。嘱受检者以前臂向前伸平并快速反复地做旋前旋后动作，或用一侧手快速连续地拍打对侧手臂，或足跟着地以前脚掌击打地面等。共济失调者做这些动作时笨拙，节奏慢而不均，称轮替动作障碍。

（3）跟—膝—胫试验。嘱受检检者仰卧，先抬起一侧下肢，然后将足跟置于另一侧膝部下端，并沿胫骨徐徐下滑至足背，先睁眼后闭眼，重复进行。共济失调者动作不稳或失误。

第五节　日常生活能力的评估

案例 3-4

杨某，女性，72 岁，4 个月前起床后突然跌倒在家中，神志逐渐不清，口角歪斜，右侧肢体不能活动被送入院。经积极抢救和治疗后病情平稳，出院回家。目前，意识清楚，精神差，右侧肢体活动不灵活，大部分时间卧床，进食、穿脱衣服、如厕等需家属协助。

请问：如何评估杨女士的日常生活能力？

一、概述

日常生活活动（activities of daily living，ADL）是指一个人为了满足日常生活需要每天所进行的必要活动，包括衣、食、住、行等方面。日常生活活动能力包括基本日常生活活动能力（basic activities of daily living，BADL）、工具性日常生活活动能力（instrumental activities of daily living，IADL）和高级日常生活活动能力（advanced activities of daily living，AADL）三个层次。老年日常生活活动能力受年龄、性别、文化程度、经济状况、生活方式、心理状态、疾病因素、所处地域及家庭功能状况等多种因素影响。日常生活能力受损会导致患者活动减少，容易出现压疮、跌倒、坠床及营养失调等并发症，甚至还会打击患者的自尊心、自信心，严重影响患者的生存质量，给社会和家庭带来照护与经济的负担。

二、评估的目的及意义

通过对老年人日常生活活动能力的评估，有利于确定其日常生活能否独立及独立的程度，分析老年人不能独立的原因，可以为老年人拟定合适的康复目标，制订个性化的 ADL 训练计划，评定康复效果，为开展老年人护理提供可靠依据。

三、日常生活活动能力受损的临床表现

老年人日常生活活动能力受损主要表现为不同方面的独立生活能力下降。基本日常生活活动能力受损表现为体位转移能力减退或消失、个人卫生自理能力减退或消失；工具性日常生活活动能力受损主要表现为老年人独立生活能力下降，包括独自购物、家庭清洁整理、做饭、洗衣、旅游、使用电话等需借助工具或他人协助才能完成；高级日常生活活动能力受损主要表现为老年人的智能性和社会角色功能下降，包括参加社交、娱乐活动、从事职业角色等的能力减退。

四、评估方法

老年人日常生活活动能力评估最常用的评估量表是 Barthel 指数（BL）评定量表，已广泛用于临床日常生活能力评价。Barthel 指数评定量表有 10 项和 15 项两个版本。适合居家和养老机构老年人的是 Wade and Collin 版本，即 10 项版本，包括进食、转移、修饰、如厕、沐浴、平地行走、上下楼梯、穿衣、控制大便、控制小便 10 个项目。该量表每个项目的评分，最高分为 15 分、10 分或 5 分，最低分为 0 分，总分为 0～100 分，得分越高，独立性越好，依赖性越小。见表 3-16。

表 3-16 Barthel 指数（BL）评定量表

项目	自理	稍依赖	较大依赖	完全依赖
进食	10	5	0	0
洗澡	5	0	0	0
修饰（洗脸、梳头、刷牙、刮脸）	5	0	0	0
穿衣（包括系带）	10	5	0	0

(续表)

项目	自理	稍依赖	较大依赖	完全依赖
控制大便	10	5	0	0
控制小便	10	5	0	0
上厕所	10	5	0	0
床椅转移	15	10	5	0
行走（平地45m）	15	10	5	0
上下楼	10	5	0	0

说明：评分为 0～20 分提示极严重功能缺陷，25～45 分提示严重功能缺陷，50～70 分提示中度功能缺陷，75～95 分则提示轻度功能缺陷，100 分提示完全自理。

Barthel 指数评定量表各项目具体分值判定标准：

（1）进食。①10 分：能在合适的时间内独立进食各种正常食物，可使用必要的辅助器具，不包括取饭、做饭；②5 分：需要部分协助（如夹菜、切割、搅拌食物等）或需要较长时间；③0 分：较大或完全依赖他人。

（2）洗澡。①5 分：无须指导能独立完成洗澡全过程，包括盆浴或淋浴；②0 分：不能独立完成，需依赖他人。

（3）修饰。①5 分：独立完成刷牙，包括固定假牙、洗脸、梳头、剃须（使用电动剃须刀者应会插插头）等；②0 分：不能独立完成，需要他人协助完成。

（4）穿衣。①10 分：能独立穿脱全部衣服，包括系扣、拉拉链、穿脱鞋、系鞋带、穿脱支具等；②5 分：需要部分帮助，但在正常时间内至少能独自完成一半；③0 分：较大或完全依赖他人。

（5）控制大便。①10 分：能控制，没有失禁，如需要能使用栓剂或灌肠剂；②5 分：偶尔失禁（每周少于 1 次），或需要在帮助下用栓剂或灌肠剂；③0 分：失禁或昏迷。

（6）控制小便。①10 分：能控制，没有失禁，如需要使用器具，能无须帮助自行处理；②5 分：偶尔失禁（每 24h 少于 1 次）；③0 分：失禁或昏迷。

（7）如厕。①10 分：能独立进出厕所或使用便盆，无助手能解、穿衣裤和进行便后擦拭，能冲洗或清洁便盆；②5 分：在保持平衡、解穿衣裤或处理卫生等方面需要帮助；③0 分：依赖他人。

（8）床椅转移。①15 分：能独立完成床到轮椅、轮椅到床的转移全过程，包括从床上坐起、锁住车闸、移开脚踏板；②10 分：需较小帮助（1 人帮助）或语言的指导、监督完成床椅转移；③5 分：可以从床上坐起，但在进行转移时需较大帮助（2 人帮助）；④0 分：不能坐起，完全依赖他人完成转移过程。

（9）平地行走 45m。①15 分：能独立平地行走 45m，可以使用矫形器、假肢、拐杖、助行器，但不包括带轮的助行器；②10 分：在 1 人帮助（体力帮助或语言指导）下能平地行走 45m；③ 5 分：如果不能走，能独立使用轮椅行进 45m；④ 0 分：不能完成。

（10）上下楼梯。① 10 分：能独立完成，可以使用辅助器械；② 5 分：活动中需要帮助或监护；③ 0 分：不能完成。

五、护理措施

通过 Barthel 指数评定量表对老年人生活活动能力进行评估，分析其生活活动能力水平及相关影响因素，对老人开展个性化的健康宣教和康复训练；同时加强老年人的进行心理护理，肯定其康复训练的进步，增强病人的信心，预防心理疾病的发生。

知识链接 3-3

Barthel 指数评定量表由美国 Florence Mahoney 和 Dorothy Barthel 于 20 世纪 50 年代中期设计并用于临床，于 1965 年首次发表，是康复医疗机构应用最广、研究最多的评估方法，有着很高的信度和效度。Barthel 指数评定量表不仅可应用于急性期的预后研究，也可用来评估患者治疗前后的功能状态，还可以用于预测治疗效果、住院时间和预后。

小结

老年人功能状态的评估是老年综合评估的重要组成部分，本章主要介绍了认知功能状态评估，吞咽功能评估，视、听及感觉功能评估，运动功能评估以及日常生活能力评估。希望读者通过本章的学习，能应用简易智能评估量表、蒙特利尔认知功能评估、画钟试验和简明认知评估量表对老年人的认知功能进行评估；能应用饮食试验、反复唾液吞咽试验、洼田饮水试验等对老年人进行吞咽功能的评估；能通过观察老年人的读书、看报、行走等行为快速筛查老年人的视觉功能；通过语音检查法和表检查法对老年人听力功能进行评估，并能指导老年人自我筛查听力功能；能准确评估老年人痛觉、触觉、温度觉及肌力和肌张力；应用 Barthel 量表评估老年人的日常生活活动情况。

参考文献

[1] 于焰，张娜，娄毅，等．蒙特利尔认知评估量表在老年认知功能评估中的应用 [J]. 中华老年心脑血管病杂志，2011，（4）：295-298.

[2] 贠航，王丽，于翔．苏州市社区 65 岁及以上老年人轻度认知障碍患病率及影响因素 [J]. 中国老年学杂志，2021，41（10）：2200-2204.

[3] 中华医学会老年医学分会老年神经病学组，老年人认知障碍诊断专家共识撰写组．中国老年人认知障碍诊治流程专家建议 [J]. 中华老年医学杂志，2014，（8）：817-825.

[4] 翟雨婷, 邓小岚, 张建薇. 老年患者吞咽困难影响因素及营养支持干预的研究进展 [J]. 老年医学与保健, 2020, 26 (4): 709-712.

[5] 宋岳涛. CGA老年综合评估 [M]. 2版. 北京: 中国协和医科大学出版社, 2019.

学习检测

检 测 题

一、单选题

1. 老年人的日常生活活动能力（ADL），一般包括（　）层次。

A.1个

B.3个

C.5个

D.7个

E.9个

2. Barthel指数评估量表，包含进食、洗澡、修饰等共计（　）内容。

A.4项

B.6项

C.8项

D.10项

E.12项

3. 洼田饮水试验是（　）学者提出的。

A. 中国

B. 日本

C. 美国

D. 韩国

E. 德国

4. 简易智能评估量表用于评估老年人的（　）。

A. 认知功能

B. 听觉功能

C. 视觉功能

D. 感觉功能

E. 运动功能

5. 用于评估老年人日常生活活动能力的量表是（　）。

A.MoCA 量表

B.HHIE-S 量表

C.Rinne test

D.Ashworth 量表

E.Barthel 指数评估量表

二、多选题

1. 加速老年性耳聋的因素包括（　　）。

A. 链霉素

B. 噪声环境

C. 营养缺乏

D. 高血压

E. 精神创伤

2. 引起老年人味觉减退的原因是（　　）。

A. 味蕾萎缩

B. 长期饮酒

C. 配戴不适合义齿

D. 维生素 D 缺乏

E. 缺乏锻炼

3. 老年人运动功能评估内容包括（　　）。

A. 肌力

B. 肌张力

C. 随意运动

D. 共济失调

E. 震颤

4. 老年人健康评估的注意事项包括（　　）。

A. 供给适合的环境

B. 安排规定的时间．

C. 选择适合的方法

D. 运用交流的技巧

E. 注意个性化特点

5. 关于老年人日常生活活动能力评定应注意（　　）。

A. 评估前应与老人进行沟通交流，以得理解与合作

B. 评定前还必须对老人的基本情况有所了解

C. 应考虑到老人生活的家庭和社会环境

D. 重复进行评定时可在不同条件或环境下进行

E. 在分析评定结果时应考虑有关的影响因素

三、案例分析

1. 张女士，69岁，近3年来逐渐变得特别好忘事，做事经常丢三落四，近1年不会自己穿衣服，有时把裤子当上衣穿，有时对着镜子中的自己问"你是谁"，2周前一个人跑出家门，找不到回家的路，说不清地址，说不出自己的名字，幸被邻居碰上才未发生意外。多次去医院检查未发现有器质性疾病。

（1）考虑一下张女士的首要诊断是什么？可以采用哪些评估量表辅助诊断？

（2）对张女士如何进行相关护理干预？

2. 杨先生，68岁，主因"头晕伴饮水呛咳，进食困难"入院治疗。患者在家无明显诱因，突发头晕伴饮水呛咳，进食困难，声音嘶哑，伴右侧上肢少许麻木，无头痛，无恶心呕吐，无意识障碍，无大小便失禁等。遂由家属送我院急诊求治，拟"脑梗塞"收入神经内科诊治，经半个月治疗，吞咽困难未见明显好转，为进一步改善吞咽功能，由神经内科转入康复科。起病以来，患者精神欠佳，吞咽困难，饮水呛咳，鼻饲饮食，近期体重下降近10kg。

（1）杨先生主要表现为吞咽功能障碍，可能原因是什么？

（2）可采取哪些辅助检查评估杨先生的吞咽功能？

参考答案

一、单选题

1.B 2.D 3.B 4.A 5.E

二、多选题

1.ABCDE 2.ABCD 3.ABCDE 4.ACDE 5.ABCE

三、案例分析

1. 答：

（1）阿尔茨海默症。可以采用简易智能评估量表（简易精神状态检查MMSE）、蒙特利尔认知功能评估（MoCA）、画钟试验（CDT）、简明认知评估量表（Mini Cog）等量表辅助诊断。

（2）协助患者制订作息时间，定期规律地参加康复训练、娱乐活动、适时的健康教育，让老人养成良好的生活习惯，加上药物治疗，以减慢大脑衰老的进程；对行为异常的老人给予特殊照顾，在取得患者充分的信任和依赖后，采取针对性功能训练和疾病晚期的照护。

2. 答：

（1）杨先生吞咽功能障碍的原因很有可能是脑卒中导致的神经系统损伤。

（2）可应用反复唾液吞咽试验、洼田饮水试验、医疗床旁吞咽评估量表对杨先生的吞咽功能进行评估。

第四章　老年精神心理评估

导学目标
● 知识目标
1. 熟悉老年人常见精神心理问题及特点。
2. 掌握老年人精神心理评估量表的使用方法。
● 能力目标
熟练使用老年人精神心理评估量表

健康老年人不仅是指躯体功能健康，还包括精神心理健康。躯体功能健康与精神心理健康两者相互依存又相互促进，是不可分割的有机统一体。世界精神卫生联盟提出，"没有健康就无法发展，没有心理健康就无法真正实现健康"。老年人常见的精神心理问题包括人格障碍、焦虑、抑郁、孤独等，正确地评估老年人精神心理状况，有利于促进和维护老年人身心健康。

第一节　人格评估

案例 4-1
　　赵女士，71岁，于半年前出现失眠，有时整夜睡不着觉，食欲下降，情绪低落，感觉脑子坏了、脑子反应慢、自己是个废人、自己的病也好不了了。还认为自己是子女的累赘，整天担心孩子及家人的生活，有时坐立不安、心慌、口干、烦躁、易怒，每天郁郁寡欢，唉声叹气，经常觉得活着没意思，一直处于悲观自卑状态。
　　请问：赵女士属于哪种人格类型？如何评估老年人的人格类型？

一、概述

　　人格又称个性，是个人带有倾向性的、本质的、比较稳定的心理特征（兴趣、爱好、能力、气质、性格等）的总和。一个人的人格表现在知、情、意等心理活动的各个方面，包括个人的认知能力的特征、行为动机的特征、情绪反应的特征、人际关系协调的程度、态度和信仰的体系、道德价值的特征等。一般来说，人格是在一定社会历史条件下，通过社会实践活动形成和发展起来的。

二、老年人人格特点

人格是人类独有的由先天获得的遗传素质与后天环境的相互作用而形成的，能代表人类灵魂本质和个性特点的性格、气质、品德、品质、信仰、良心以及由此形成的尊严、魅力等。人格具有独特性、稳定性、统合性、功能性，可分为以下5种类型。

（一）成熟型

这类人格的老年人热爱生活，顺应社会进步；具有自觉、果断、坚毅的品质；淡泊宁静，经常处于愉快开朗的情绪状态；有独立见解，善于分析问题，富有创造力。

（二）安乐型

这类人格的老年人安于现状，能够较好地适应退休后的角色变化，选择适合自己的休闲生活；依赖性比较重，期待得到家人和组织的照顾，自己对社会获得缺乏兴趣；心境平和，情绪稳定，知足常乐，但是懒于思考。

（三）自卫型

这类人格的老年人不愿正视衰老这一不可抗拒的自然法则，不服老，常常调动心理防御机制来抑制自己对衰老的恐惧，来抗衡老年期自尊的丧失；他们独立性强，有自制力；经常处于紧张、戒备的情绪状态；凡事力求稳妥、保险、追求完美。

（四）愤怒型

这类人格的老年人对社会的一切变化和新生事物都看不惯，将个人所经历的不顺利均归因于他人；容易对他人发脾气，暴躁，人际关系比较紧张；自制力差，常抱有对立情绪，对人对事难以宽容大度；以自我为中心，兴趣比较狭窄。

（五）颓废型

这类人格的老人一生坎坷或疾病缠身，境遇不尽如人意，将所有的不幸归咎于自身，怀有负罪感和自责感；遇事顾虑重重，胆小怕事，踌躇不决；情绪上则常常长吁短叹，抑郁寡欢，萎靡不振，陷于沮丧、悲观之中。

三、常用的评估工具

（一）访谈与观察

通过有目的的口头交谈方式，比如可以直接询问：您是否有很多爱好、您认为自己开朗吗、您每天都忧心忡忡吗、您害怕见到不熟悉的人吗等，评估老年人心理行为状况，观察老年人人格特点。

（二）量表评估

艾森克人格量表（EPQ）是英国伦敦大学心理系和精神病研究所艾森克教授编制的一种有效的人格测量工具，对分析人格的特质或结构具有重要作用。中国的艾森克人格量表由陈仲庚等人于1981年修订，EPQ是一种自陈式人格问卷，有85个题目，含三个维度四个分量表。E量表：21个条目，主要测量外显或内隐倾向；N量表：24个条目，测神经质或情绪稳定性；P量表：20个条目，测潜在的精神特质，或称倔强；L量表：20个条目，为效度量表，测被测者的掩饰或防卫。其记分方法如下。

E量表：第1、5、9、13、16、22、29、32、35、40、43、46、49、53、56、61、72、76、85题答"是"和第26、37题答"否"的，每题各得1分。

N量表：第3、6、11、14、18、20、24、28、30、34、36、42、47、51、54、59、63、66、67、70、74、78、82、84题答"是"的，每题各得1分。

P量表：第19、23、27、38、41、44、57、58、65、69、73、77题答"是"和第2、8、10、17、33、50、62、80题答"否"的，每题各得1分。

L量表：第12、31、48、68、79、81题答"是"和第4、7、15、21、25、39、45、52、55、60、64、71、75、83题答"否"的，每题各得1分。

表4-1 艾森克人格量表中文版

引导语：请你根据自己的情况回答"是"（选①）或"否"（选②）。没有对你不利的题目，答案也无所谓正确与错误。请尽快回答，不要在每道题目上想很长时间。回答时不要考虑应该怎样，只回答你平时是怎样的，每题都要回答。

内容	选项	得分
1. 你是否有广泛的爱好？	①是②否	
2. 在做任何事情之前，你是否都要考虑一番？	①是②否	
3. 你的情绪时常波动吗？	①是②否	
4. 当别人做了好事，而周围的人却认为是你做的时候，你是否感到洋洋得意？	①是②否	
5. 你是一个健谈的人吗？	①是②否	
6. 你曾经无缘无故地觉得自己"可怜"吗？	①是②否	
7. 你曾经有过贪心使自己多得分外的物质利益吗？	①是②否	
8. 晚上你是否小心地把门锁好？	①是②否	
9. 你认为自己活泼吗？	①是②否	
10. 当你看到小孩（或动物）受折磨时是否感到难受？	①是②否	
11. 你是否时常担心你会说出（或做出）不应该说（或做）的事情？	①是②否	
12. 若你说过要做某件事，是否不管遇到什么困难都要把它做成？	①是②否	
13. 在愉快的聚会中，你通常是否尽情享受？	①是②否	
14. 你是一位易被激怒的人吗？	①是②否	
15. 你是否有过自己做错了事反倒责备别人的时候？	①是②否	
16. 你喜欢会见陌生人吗？	①是②否	
17. 你是否相信储蓄是一种好办法？	①是②否	
18. 你的感情是否容易受到伤害？	①是②否	

第四章　老年精神心理评估

（续表）

内容	选项	得分
19. 你是否想服用有奇特效果或是有危险性的药物？	①是②否	
20. 你是否时常感到"极其厌烦"？	①是②否	
21. 你曾多占多得别人的东西（甚至是一针一线）吗？	①是②否	
22. 如果条件允许，你喜欢经常外出（旅行）吗？	①是②否	
23. 对你所喜欢的人，你是否为取乐开过过头的玩笑？	①是②否	
24. 你是否常因"自罪感"而烦恼？	①是②否	
25. 你是否有时候谈论一些你毫无所知的事情？	①是②否	
26. 你是否宁愿看些书，也不想去会见别人？	①是②否	
27. 有坏人想要害你吗？	①是②否	
28. 你认为自己"神经过敏"吗？	①是②否	
29. 你的朋友多吗？	①是②否	
30. 你是个忧虑重重的人吗？	①是②否	
31. 你在儿童时代是否立即听从大人的吩咐而毫无怨言？	①是②否	
32. 你是一个无忧无虑、逍遥自在的人吗？	①是②否	
33. 有礼貌、爱整洁对你很重要吗？	①是②否	
34. 你是否担心将会发生可怕的事情？	①是②否	
35. 在结识新朋友时，你通常是主动的吗？	①是②否	
36. 你觉得自己是个非常敏感的人吗？	①是②否	
37. 和别人在一起的时候，你是否不常说话？	①是②否	
38. 你是否认为结婚是个框框，应该废除？	①是②否	
39. 你有时有点自吹自擂吗？	①是②否	
40. 在一个沉闷的场合，你能给大家添点生气吗？	①是②否	
41. 慢腾腾开车的司机是否使你讨厌？	①是②否	
42. 你担心自己的健康吗？	①是②否	
43. 你是否喜欢说笑话和谈论有趣的事情？	①是②否	
44. 你是否觉得大多数事情对你都是无所谓的？	①是②否	
45. 你小时候曾经有过对父母粗鲁无礼的行为吗？	①是②否	
46. 你喜欢和别人打成一片、整天相处在一起吗？	①是②否	
47. 你失眠吗？	①是②否	
48. 你饭前必定先洗手吗？	①是②否	
49. 当别人问你话时，你是否对答如流？	①是②否	
50. 你是否为了有富裕时间而愿意早点动身去赴约会？	①是②否	
51. 你经常无缘无故感到疲倦和无精打采吗？	①是②否	
52. 在游戏或打牌时你曾经作弊吗？	①是②否	
53. 你喜欢紧张的工作吗？	①是②否	
54. 你时常觉得自己的生活很单调吗？	①是②否	
55. 你曾经为了自己而利用过别人吗？	①是②否	
56. 你是否参加的活动太多，已超过自己可能分配的时间？	①是②否	
57. 是否有那么几个人时常躲着你？	①是②否	
58. 你是否认为人们为保障自己的将来而精打细算、勤俭节约所费的时间太多了？	①是②否	
59. 你是否曾经想过死？	①是②否	
60. 若你确知不会被发现时，你会少付给人家钱吗？	①是②否	
61. 你能使一个联欢会开得成功吗？	①是②否	
62. 你是否尽力使自己不粗鲁？	①是②否	
63. 一件使你为难的事情过去之后，是否使你烦恼好久？	①是②否	
64. 你是否曾坚持要照你的想法办事？	①是②否	
65. 当你去乘火车时，你是否最后一分钟到达？	①是②否	

(续表)

内容	选项	得分
66. 你是否容易紧张？	①是②否	
67. 你常感到寂寞吗？	①是②否	
68. 你的言行总是一致的吗？	①是②否	
69. 你有时喜欢玩弄动物吗？	①是②否	
70. 有人对你或你的工作吹毛求疵时，是否容易伤害你的积极性？	①是②否	
71. 你去赴约会或上班时，是否曾迟到？	①是②否	
72. 你是否喜欢在你的周围有许多热闹和高兴的事？	①是②否	
73. 你愿意让别人怕你吗？	①是②否	
74. 你是否有时兴致勃勃、有时却很懒散不想动弹？	①是②否	
75. 你有时会把今天应该做的事拖到明天吗？	①是②否	
76. 别人是否认为你是生机勃勃的？	①是②否	
77. 别人是否对你说过很多谎话？	①是②否	
78. 你是否对有些事情易性急生气？	①是②否	
79. 若你犯有错误，是否都愿意承认？	①是②否	
80. 你是一个整洁严谨、有条不紊的人吗？	①是②否	
81. 在公园或马路上，你是否总是把果皮或碎纸扔到垃圾箱里？	①是②否	
82. 遇到为难的事情，你是否拿不定主意？	①是②否	
83. 你是否有过随口骂人的时候？	①是②否	
84. 若你乘车做坐飞机外出的时候，你是否担心会碰撞或出意外？	①是②否	
85. 你是一个爱交往的人吗？	①是②否	

说明：E量表分：分数高于15表示人格外向，可能是好交际，渴望刺激和冒险，情感易于冲动；分数低于8表示人格内向，如好静，富于内省，不喜欢刺激，喜欢有秩序的生活方式，情绪比较稳定。N量表分：分数高于14表示焦虑、忧心忡忡、常郁郁不乐，有强烈情绪反应，甚至出现不够理智的行为；低于9表示情绪稳定。P量表分：分数高于8表示可能是孤独、不关心他人，难以适应外部环境，不近人情，与别人不友好，喜欢寻衅搅扰，喜欢干奇特的事情，并且不顾危险。L量表分：分数高于18显示被试者有掩饰倾向，测验结果可能失真。

第二节　焦虑评估

案例4-2

张某，男性，75岁。主要问题：焦虑、失眠、情绪不好、老想不愉快的事，担心身体问题，有半年时间了，近来加重。近几天嗓子又不好，脚肿，着急。虽然有做身体及神经系统检查，未见明显异常，但张某仍担心得肺癌或其他年老的毛病，很烦恼、忧虑，心情不开朗。

请问：张某目前存在的主要心理问题是什么？

一、概述

焦虑是一种紧张的、不愉快的情绪状态，表现为紧张、不安、急躁、失眠等，或者其紧张不安与惊恐程度与实际并不相符。老年焦虑是指发生在老年期的焦虑障碍。

二、老年人焦虑特点

（一）躯体痛苦

老年人躯体疾病多，可能会存在浑身难受、不能躺、不能坐、不愿吃、不能睡、不能干活、胸闷、疼痛、紧缩感、颤抖、出汗、头昏、气短、恶心、腹痛等躯体症状，但医院检查并无异常。

（二）过度依赖

有些老年人患躯体疾病后，心理上过度依赖医生，稍有不舒服，急切地求医，缺乏安全感。关于治疗甚至生活上的事，希望征求医生的建议。有的老年人心理上过度依赖的是家属，在生活中，尤其是生病时，希望能获得无微不至的照护和更多的关心，从而达到精神上和物质上的满足，也称为疾病"受益"。

（三）过度担忧

老年人可能躯体上并没有病或者小病，只相信自己感受到的"症状"，对所患躯体疾病出现"杞人忧天"式焦虑。另外，家境较好，但对于医疗花费过度担心，尽管医生已经告知不会产生严重的后果和较高的花费，但仍旧心存疑虑并过度关注自己身体的任何不适，有着与现实处境不符的持续恐惧不安和忧心忡忡。

（四）药物成瘾

许多老年人存在睡眠障碍，如入睡困难、易醒、早醒、多梦等，开始使用佳静安定、氯硝安定等药物，导致不同程度的上瘾。尤其静脉注射类药物，虽然可以使病人很快进入舒服、轻松、熟睡状态，但成瘾迅速，难以戒断。一但长期服用催眠药，会出现耐受性和依赖性，许多老年人出现"离不开"安眠药的情况，且服用的剂量较大，并产生较大的不良反应，如行走不稳、认知功能减退等。时间长了，有些老年人会随着机体功能的下降，产生严重的抑郁症状，甚至产生自杀的想法。

（五）自杀想法

焦虑状态的老年人往往总是会说"活着没意思""不如死了算了"等话，甚至会偷偷买安眠药。老年人往往因为一个小的负性生活事件，产生强烈的焦虑、烦躁感，这时会产生一种冲动性自杀念头，所以焦虑的老年患者不排除有潜在的自杀风险。

三、常用的评估工具

（一）访谈与观察

询问、观察老年人有无焦虑的症状，比如可以询问老年人最近是否身体有不适症状或者疼痛，是不是最近遇到了不如意或者不开心的事情，是否急躁、焦虑、总担心不好的事情发生，最近是不是总忘事，最近有没有情绪反常、容易悲伤等。

（二）量表评估

可用于老年人焦虑评估的常用量表，其中使用较多的为汉密尔顿焦虑量表、Zung焦虑自评量表、贝克焦虑量表。

1. 汉密尔顿焦虑量表

汉密尔顿焦虑量表（Hamilton anxiety scale，HAMA）由Hamilton于1959年编制，是广泛用于评定焦虑严重程度的他评量表，该量表包括14个条目，分为精神性和躯体性两大类，各由7个条目组成。前者为1～6项和第14项；后者为7～13项。评定方法采用0～4分的5级评分法，各级评分标准：0分为无症状；1分为轻度；2分为中等，有肯定的症状、但不影响生活与劳动；3分为重度，症状重、需进行处理或影响生活和劳动；4分为极重，症状极重、严重影响生活。除第14项需结合观察外，所有项目均根据被测者的口头叙述进行评分。

表 4-2　汉密尔顿焦虑量表

引导语：请你根据自己的情况回答"无"或"轻"或"中"或"重"或"极重"。没有对你不利的题目，答案也无所谓正确与错误。请尽快回答，不要在每道题目上想很长时间。回答时不要考虑应该怎样，只回答你平时是怎样的，每题都要回答。

项目	无	轻	中	重	极重
1. 焦虑心境 担心、担忧，感到最坏的事情将要发生，容易激惹					
2. 紧张 紧张、易疲劳、不能放松，易哭、颤抖、感到不安					
3. 害怕 害怕黑暗、陌生人、一人独处、动物、乘车、旅游以及人多的场合					
4. 失眠 难以入睡、易醒、睡眠浅、多梦、夜惊、醒后感觉疲倦					
5. 认知功能 注意力不能集中、注意障碍、记忆力差					
6. 抑郁心境 丧失兴趣、抑郁、对以往爱好缺乏快感					
7. 躯体性焦虑（肌肉系统） 肌肉酸痛、活动不灵活、肌肉和肢体抽动、牙齿打战、声音发抖					
8. 躯体性焦虑（感觉系统） 视物模糊、发冷发热、软弱无力、浑身刺痛					
9. 心血管系统症状 心动过速、心悸、胸痛、血管跳动感、昏倒感、心搏脱漏					
10. 呼吸系统症状 胸闷、窒息感、叹息、呼吸困难					

(续表)

项目	无	轻	中	重	极重
11. 胃肠道症状 吞咽困难、嗳气、消化不良（进食后腹痛、腹胀、恶心、胃部饱感）、肠动感、肠鸣、腹泻、体重减轻、便秘					
12. 生殖泌尿系统症状 尿频、尿急、停经、性冷淡、早泄、阳痿					
13. 自主神经系统症状 口干、潮红、苍白、易出汗、紧张性头痛、毛发竖起					
14. 会谈时行为表现 ①一般表现：紧张、不能松弛、忐忑不安、咬手指、紧握拳、面肌抽动、手发抖、皱眉、表情僵硬、肌张力高、叹息样呼吸、面色苍白 ②生理表现：吞咽、打嗝、安静时心率快、呼吸快、腱反射亢进、震颤、瞳孔放大、眼睑跳动、易出汗、眼球突出					

说明：总分超过29分，提示可能为严重焦虑；21～29分，提示有明显焦虑；14～21分，提示肯定有焦虑；7～14分，可能有焦虑；小于7分，提示没有焦虑。

2. Zung 焦虑自评量表

焦虑自评量表由 W. K. Zung 于1971年编制，评估的是受试者过去一周的真实的情绪状态和感受，适用于具有焦虑症的成年人。该量表总共有20个题目，按照症状出现的频率分为4级评分：其评分标准为"1"，表示没有或很少时间有；"2"是小部分时间有；"3"是相当多时间有；"4"是绝大部分或全部时间都有。

表4-3 Zung 焦虑自评量表

引导语：请你根据自己的情况回答"无或偶尔"或"有时"或"经常"或"总是"。没有对你不利的题目，答案也无所谓正确与错误。请尽快回答，不要在每道题目上想很长时间。回答时不要考虑应该怎样，只回答你平时是怎样的，每题都要回答。

项目	无或偶尔	有时	经常	总是
1. 我觉得比平时容易紧张和着急				
2. 我无缘无故地感到害怕				
3. 我容易心里烦乱或觉得惊恐				
4. 我觉得我可能将要发疯				
5. 我觉得一切都很好，也不会发生什么不幸				
6. 我手脚发抖打战				
7. 我因为头痛、颈痛和背痛而苦恼				
8. 我感觉容易衰弱和疲乏				
9. 我觉得心平气和并且容易安静坐着				
10. 我觉得心跳得快				
11. 我因为一阵阵头晕而苦恼				
12. 我有晕倒发作或觉得要晕倒似的				
13. 我呼气吸气都感到很容易				
14. 我手脚麻木和刺痛				
15. 我因胃痛和消化不良而苦恼				
16. 我常常要小便				

(续表)

项目	无或偶尔	有时	经常	总是
17. 我的手常常是干燥温暖的				
18. 我脸红发热				
19. 我容易入睡并且一夜睡得很好				
20. 我做噩梦				

说明：50～59 分为轻度焦虑，60～69 分为中度焦虑，70 分以上为重度焦虑。

3. 贝克焦虑量表

贝克焦虑量表由美国阿隆·贝克（Aaron T. Beck）等人于 1985 年编制，是一个含有 21 个项目的自评量表，适用于具有焦虑症的成年人。该量表为 4 级评分，主要评定受试者"现在"或"最近一周"内被多种焦虑症状烦扰的程度，它把受试者被多种焦虑症状烦扰的程度作为评定指标。评分标准为："0"表示无；"1"表示轻度，无多大烦扰；"2"表示中度，感到不适但尚能忍受；"3"表示重度，只能勉强忍受。

表 4-4 贝克焦虑量表

引导语：请你根据自己的情况回答"无"或"轻度"或"中度"或"重度"。没有对你不利的题目，答案也无所谓正确与错误。请尽快回答，不要在每道题目上想很长时间。回答时不要考虑应该怎样，只回答你平时是怎样的，每题都要回答。

项目	无	轻度	中度	重度
1. 麻木或刺痛				
2. 感到发热				
3. 腿部颤抖				
4. 不能放松				
5. 害怕发生不好的事情				
6. 头晕				
7. 心悸或心率加快				
8. 心神不定				
9. 惊吓				
10. 紧张				
11. 窒息感				
12. 手发抖				
13. 摇晃				
14. 害怕失控				
15. 呼吸困难				
16. 害怕快要死去				
17. 恐慌				
18. 消化不良或腹部不适				
19. 昏厥				
20. 脸发红				
21. 出汗（不是因暑热冒汗）				

说明：低于 14 分为正常；15～25 分为轻度焦虑；26～35 分为中度焦虑；36 分以上为重度焦虑。

第三节 抑郁评估

案例 4-3

李某，女性，72岁，往日精神头儿还不错的她近半年变得不爱运动，动作缓慢僵硬，很少的家务劳动需很长时间才能完成，亦不爱主动讲话，每次都以简短低弱的言语答复家人。面部表情变化少，有时双眼呆直，对外界动向常常无动于衷，只有在提及她故去的老伴时，她才眼含泪花，说许多事情自己都做不了，想不起怎么做，头脑一片空白。

请问：李某目前主要的心理问题是什么？如何进行评估？

一、概述

抑郁是一种情感障碍，其特点：情感低落、哭泣、悲伤、失望、活动能力减退以及思维认知功能的迟缓，还可能感觉绝望、无助或者无用。老年抑郁症泛指存在于老年期这一特定人群的抑郁症候群，是由所处年龄阶段引起的一种心理障碍，会出现焦虑与抑郁共存、精力不足、对周围事物不感兴趣、自卑、失眠、多梦、记忆力减退等症状还可能出现自杀的想法。

二、老年人抑郁特点

老年抑郁症通常表现不典型，与躯体疾病容易相混淆。对老年期抑郁患者，目前尚缺乏权威的关于精神、心理方面的研究，加之表现不典型或碍于面子的观念，老年期抑郁症患者很少主动就医，极容易被忽视，多数老年人被发现时已经是中晚期。老年抑郁症常伴发较多躯体症状如严重失眠、便秘，食欲大减甚至完全不思饮食，有的还出现腹胀、血压升高、心率加快等症状。患有心血管疾病的老年人一旦合并抑郁症，导致原有心血管疾病治疗效果减弱，表现不典型和导致心律失常的加重，使老年人生活质量下降，医疗费用支出大幅增加。同时，患有抑郁症的老人自杀倾向较普通老年人明显增加，给家属及社会带来较大压力。

三、常用的评估工具

（一）访谈与观察

询问、观察老年人有无抑郁情绪存在，比如最近是否有较大的负性生活事件（子女分离、亲人离世、丧偶、经济问题等）、是否一直存在家庭矛盾（婆媳关系、夫妻关系、子女关系等）、是否有慢性病比如冠心病、高血压、糖尿病等。

（二）量表评估

可用于老年人抑郁评估的常用量表，其中使用较多的为汉密尔顿抑郁量表、老年抑郁量表，它们是临床上应用简便并且被广泛接受的量表。

1.汉密尔顿抑郁量表（HAMD）

汉密尔顿抑郁量表（HAMD）由 Hamilton 于 1960 年编制，有 17 项、21 项和 24 项三种版本。评定方法：所有问题都指被测者近几天或近一周的情况。大部分项目采用 0～4 分的五级评分方法，各级评分标准：0 分为无，1 分为轻度，2 分为中度，3 分为重度，4 分为极重度。少数项目采用 0～2 分的 3 级评分法，评分标准：0 分为无，1 分为轻度或中度，2 分为重度。总分能较好地反映疾病的严重程度，即评分越高，抑郁越严重。

表 4-5 汉密尔顿抑郁量表

引导语：请你根据自己的情况回答"无"（选 0）或"轻度"（选 1）或"中度"（选 2）或"重度"（选 3）或"极重度"（选 4）。没有对你不利的题目，答案也无所谓正确与错误。请尽快回答，不要在每道题目上想很长时间。回答时不要考虑应该怎样，只回答你平时是怎样的，每题都要回答。

项目	无	轻度	中度	重度	极重度
1. 抑郁情绪	0	1	2	3	4
2. 有罪恶感	0	1	2	3	4
3. 自杀	0	1	2	3	4
4. 入睡困难	0	1	2	3	4
5. 睡眠不深	0	1	2	3	4
6. 早醒	0	1	2	3	4
7. 工作和兴趣	0	1	2	3	4
8. 迟缓	0	1	2	3	4
9. 激越	0	1	2	3	4
10. 精神性焦虑	0	1	2	3	4
11. 躯体性焦虑	0	1	2	3	4
12. 胃肠道症状	0	1	2	3	4
13. 全身症状	0	1	2	3	4
14. 性症状	0	1	2	3	4
15. 疑病	0	1	2	3	4
16. 体重减轻	0	1	2	3	4
17. 自知力	0	1	2	3	4
18. 日夜变化	0	1	2	3	4
19. 人格或现实解体	0	1	2	3	4
20. 偏执症状	0	1	2	3	4
21. 强迫症状	0	1	2	3	4
22. 能力减退感	0	1	2	3	4
23. 绝望感	0	1	2	3	4
24. 自卑感	0	1	2	3	4

说明：总分超过 35 分，可能为严重抑郁；超过 20 分，可能为轻度或中度抑郁；小于 8 分，则无抑郁症状。

2. 老年抑郁量表（GDS-30）

老年抑郁量表（GDS-30）是由 Brank 等人在1982年创制，专用于老年人抑郁的筛查。针对老人一周以来最切合的感受进行测评。该量表共有30个条目，每个条目要求被测者回答"是"或"否"，每条目后括号中的回答表示抑郁，与其一致回答得1分。总分为0～10分属正常，11～20分为轻度抑郁，21～30分则为中重度抑郁。

表4-6 老年抑郁量表（GDS-30）

引导语：请你根据自己的情况回答"是"或"否"。没有对你不利的题目，答案也无所谓正确与错误。请尽快回答，不要在每道题目上想很长时间。回答时不要考虑应该怎样，只回答你平时是怎样的，每题都要回答。

项目	回答	
1. 你对生活基本满意吗？（否）	是	否
2. 你是否已放弃了许多活动与兴趣？（是）	是	否
3. 你是否觉得生活空虚？（是）	是	否
4. 你是否常感到厌倦？（是）	是	否
5. 你觉得未来有希望吗？（否）	是	否
6. 你是否因为脑子里一些想法摆脱不掉而烦恼？（是）	是	否
7. 你是否大部分时间精力充沛？（否）	是	否
8. 你是否害怕会有不幸的事落到你头上？（是）	是	否
9. 你是否大部分时间感到幸福？（否）	是	否
10. 你是否常感到孤立无援？（是）	是	否
11. 你是否经常坐立不安、心烦意乱？（是）	是	否
12. 你是否希望待在家里而不愿去做些新鲜事？（是）	是	否
13. 你是否常常担心将来？（是）	是	否
14. 你是否觉得记忆力比以前差？（是）	是	否
15. 你觉得现在活得很惬意吗？（否）	是	否
16. 你是否常感到心情沉重、郁闷？（是）	是	否
17. 你是否觉得像现在这样活着毫无意义？（是）	是	否
18. 你是否总为过去的事忧愁？（是）	是	否
19. 你觉得生活很令人兴奋吗？（否）	是	否
20. 你开始一件新的工作很困难吗？（是）	是	否
21. 你觉得生活充满活力吗？（否）	是	否
22. 你是否觉得你的处境已毫无希望？（是）	是	否
23. 你是否觉得大多数人比你强的多？（是）	是	否
24. 你是否常为些小事伤心？（是）	是	否
25. 你是否常觉得想哭？（是）	是	否
26. 你集中精力有困难吗？（是）	是	否
27. 你早晨起来很快活吗？（否）	是	否
28. 你希望避开聚会吗？（是）	是	否
29. 你做决定很容易吗？（否）	是	否
30. 你的头脑像往常一样清晰吗？（否）	是	否

第四节　孤独感评估

案例4-4

谢某，男性，82岁，育有2儿5女，平时在家都是儿孙环绕，入住养护中心以来，家属每天轮流来陪伴他。春节期间，根据上级疫情防控要求，医院养护中心实行封闭式管理，禁止家属探视。因为疫情防控，谢某有一个多月没见到儿女，觉得自己被抛弃了，常坐在房间内发呆，并心里委屈难以自控，多次出现情绪崩溃大哭。

请问：谢某目前存在的主要心理问题是什么？如何进行评估？

一、概述

孤独是指由于一个人现有的亲密关系、人际交往活动无法达到所期望的水平，因而体验到不愉悦的感受。孤独心理最易产生忧郁感，长期忧郁就会焦虑不安、心神不定。当老年人被别人误解、排斥、疏远时，没有亲密朋友，无法进行有效沟通和倾诉，人际交往活动缺失，容易引发孤独感。

二、老年人孤独感特点

老年人退休后，由于较以前社交活动和人际交往有所减少，容易感到孤独、压抑。加上现在有很多空巢家庭，子女都在外地工作，老年人会更加感到孤独。有这类心理特点的老年人主要是以下几类。

（1）退休后的孤独。老年人退休后，离开了工作单位和熟悉的同事，每天生活在家庭的封闭圈子，因而不适应现在的生活。

（2）与子女缺乏交流。有些老年人虽然与子女工作和生活在一起，但这类老年人与晚辈有代沟，老年人固守以前的观念和生活方式，不被晚辈认可，由此与子女分开生活、来往减少。有些老年人的子女志在四方，在外地拼搏，很少陪伴父母、与其交流。

（3）没有培养起自己的兴趣爱好。有些老年人，除了吃饭、睡觉，便是看电视，身心无所依托，没有业余兴趣爱好，因而郁郁寡欢。

（4）离婚或丧偶。有些老年人离婚或丧偶，没有再婚，又没有与子女在一起生活。随着现代社会生活节奏的加快，晚辈们过于忙碌，无暇与老年人接触，老年人便会产生孤独感，这是不可避免的。

三、常用的评估工具

（一）访谈与观察询问

观察老年人有无孤独感，比如观察老年人是否总是独处，或者询问你常感到孤独吗、你有兴趣相投的朋友吗、你经常感觉自己被冷落吗等问题。

（二）量表评估

可用于老年人孤独评估的常用量表是 UCLA 孤独感量表。此量表为自评量表，主要评价由于对社会交往的渴望与实际水平之间的差距而产生的孤独感。量表共 20 个条目，每个条目均有 4 个不同程度的选项（一直、有时、很少、从不），通过 20 个问题的得分总和来判断被测者的孤独感强度。采用 Likert 四级评分，"从不"记 1 分，"很少"记 2 分，"有时"记 3 分，"一直"记 4 分，1、5、6、9、10、15、16、19、20 条目采用反向计分，得分越高表明个体体验的孤独感越强烈。

表 4-7 UCLA 孤独感量表

引导语：请你根据自己的情况回答"从不"或"很少"或"有时"或"一直"。没有对你不利的题目，答案也无所谓正确与错误。请尽快回答，不要在每道题目上想很长时间。回答时不要考虑应该怎样，只回答你平时是怎样的，每题都要回答。

项目	从不	很少	有时	一直
*1. 你常感到与周围人的关系和谐吗？				
2. 你常感到缺少伙伴吗？				
3. 你常感到没有人可以信赖吗？				
4. 你常感到寂寞吗？				
*5. 你常感到属于朋友中的一员吗？				
*6. 你常感到与周围的人有许多共同点吗？				
7. 你常感到与任何人都不亲密了吗？				
8. 你常感到你的兴趣和想法与周围的人不一样吗？				
*9. 你常感到想要与人来往、结交朋友吗？				
*10. 你常感到与人亲近吗？				
11. 你常感到被人冷落吗？				
12. 你常感到你与别人来往毫无意义吗？				
13. 你常感到没有人很了解你吗？				
14. 你常感到与别人隔开了吗？				
*15. 你常感到当你愿意时你就能找到伙伴吗？				
*16. 你常感到有人真正了解你吗？				
17. 你常感到羞耻吗？				
18. 你常感到人们围着你但并不关心你吗？				
*19. 你常感到有人愿意与你交谈吗？				
*20. 你常感到有人值得你信赖吗？				

说明：* 为反向计分，评分高于 44 分为高度孤独；39～44 分为一般偏上孤独；33～38 分为中度孤独；28～32 分为一般偏下孤独；低于 28 分为低度孤独。

知识链接 4-1

养老机构老年人孤独与抑郁的关系及其作用机制

在我国目前的研究中，胡慧秀等通过 UCLA 对北京市养老机构老年人调查发现 89.7% 的老年人具有孤独感。潘静宜等在浙江省养老机构老年人群中发现孤独的发生率为 68.7%。有研究显示孤独感增加，导致抑郁发生率增加。

WHO 报告，全球约 7.5% 的老年女性患有抑郁症，而在老年男性群体中为 5.5%。由于不同的研究存在测量工具、调查人群以及地区文化等异质性，致使所测得的机构抑郁率也会有所不同。报道机构老年人的抑郁风险度是社区老年人群的 3～4 倍。刘娜调查了 917 名社区居家老年人及 249 名机构老年人的抑郁状况，发现机构老年人的抑郁率（22.9%）明显高于社区居家老年人。

来源：赵霞. 养老机构老年人孤独与抑郁的关系及其作用机制 [D]. 济南：山东大学，2019.

小结

评估老年人的人格特征、焦虑、抑郁、孤独等精神心理状况，对老年人身心健康具有重要意义。老年人精神心理评估的基本方法为观察法、交谈法或量表评估等。本章节重点介绍评估老年人精神心理情况的量表，人格测评常用的评估工具艾森克人格量表，对分析人格特质具有重要作用，含三个维度。焦虑是一种紧张的、不愉快的情绪状态，评估焦虑症状的量表很多，其中常用量表包括：Zung 焦虑自评量表、贝克焦虑量表、汉密尔顿焦虑量表。抑郁是常见的情感障碍，部分患者还会伴有躯体不适症状，常用的评估工具为汉密尔顿抑郁量表及老年抑郁量表。老年人退休后，由于较以前社交活动和人际交往有所减少，容易感到孤独，孤独往往容易被人忽视，评估老年人孤独程度的常用量表是 UCLA 孤独感量表，主要评价由于对社会交往的渴望与实际水平之间的差距而产生的孤独感。对于老年人精神心理问题要及时采取干预措施，避免危险事件发生。

参考文献

[1] 李美华. 心理学与生活 [M]. 长沙：湖南师范大学出版社，2017.

[2] 胡君辰，Dorothy Rogers. 老年人的人格特征 [J]. 应用心理学，1984（2）：3.

[3] 化前珍，胡秀英. 老年护理学 [M].4 版. 北京：人民卫生出版社，2017.

[4] 刘哲宁，杨芳宇. 精神科护理学 [M].4 版. 北京：人民卫生出版社，2018.

[5] 宋岳涛. 老年综合评估 [M].2 版. 北京：中国协和医科大学出版社，2019.

[6] 赵丽萍. 老年综合征的评估与照护 [M]. 长沙：中南大学出版社，2020.

[7] 钟懿珠，高静，柏丁兮.中国养老机构老年人抑郁症状检出率的 meta 分析 [J]. 中国心理卫生杂志，2020，34（12）：1006-1015.

[8] 季红莉，金光辉，付万发，等.养老机构老年人抑郁状况及影响因素 [J]. 中国老年学杂志，2015，35（22）：6569-6571.

[9] 梁辰.老年人孤独感现状及影响因素研究 [D]. 济南：山东大学，2018.

[10] 赵霞.养老机构老年人孤独与抑郁的关系及其作用机制 [D]. 济南：山东大学，2019.

学习检测

检 测 题

一、单选题

1. 王某，男性，76 岁，近日情绪不佳。贝克焦虑量表测试得分为 38 分，其焦虑情况为（　）。

A. 正常

B. 轻度焦虑

C. 中度焦虑

D. 重度焦虑

E. 极重度焦虑

2. 赵某，女性，80 岁，老伴去世后情绪低落，不愿与人交谈。老年抑郁量表得分为 16 分，其抑郁情况为（　）。

A. 正常

B. 轻度抑郁

C. 中度抑郁

D. 重度抑郁

E. 极重度抑郁

3. 田某，男性，72 岁，脑卒后行动不便，社交活动减少。UCLA 孤独感量表得分为 38 分，其孤独感程度为（　）。

A. 高度孤独

B. 一般偏上孤独

C. 中间水平

D. 一般偏下孤独

E. 低度孤独

4. 张某，男性，68 岁，言语缓慢、语量减少，语声甚低，反应迟缓，但思维内容并不荒谬，能够正确反映现实。患者自觉"脑子不灵了""脑子迟钝了""度日如年"，被诊断为抑郁症，其核心症状是（　　）。

A. 思维迟缓、情感低落

B. 思维贫乏、情感低落

C. 思维迟缓、情感淡漠

D. 思维贫乏、情感淡漠

E. 思维中断、情感高涨

5. 李某，女性，65 岁，行乳腺癌手术后，对生活失去信心，同时不能照顾家庭，伴失眠，被诊断为"抑郁症"，不可能出现的症状是（　　）。

A. 兴趣缺乏

B. 睡眠障碍

C. 思维贫乏

D. 自责和厌世感

E. 言语动作迟缓

二、多选题

1. 以下选项属于老年人人格特点类型的是（　　）。

A. 成熟型

B. 安乐型

C. 自卫型

D. 愤怒型

E. 颓废型

2. 不属于老年人焦虑评估常用量表的是（　　）。

A. HAMA

B. GDS

C. EPQ

D. HAMD

E. UCLA 孤独感量表

3. Zung 焦虑自评量表的焦虑等级分为（　　）。

A. 正常

B. 轻度焦虑

C. 中度焦虑

D. 重度焦虑

E. 极重度焦虑

4. 以下属于老年抑郁量表（GDS）包括的症状的是（　　）。

A. 情绪低落

B. 活动减少

C. 容易激惹

D. 退缩痛苦的想法

E. 对过去、现在与未来消极评分

5. 以下属于老年人产生孤独感的原因的是（　　）。

A. 缺乏经济来源

B. 退休

C. 与子女缺乏交流

D. 没有培养起自己的兴趣爱好

E. 离婚或丧偶

参考答案

一、单选题：1.E　2.B　3.C　4.C　5.E

二、多选题：1.ABCDE　2.BCDE　3.BCD　4.ABCDE　5.BCDE

第五章 老年社会行为评估

导学目标
● 知识目标
1. 掌握家庭的功能和特征。
2. 熟悉角色、环境、文化和家庭的概念。
● 能力目标
能够运用评估工具对老年人进行社会行为健康评估。
● 素质目标
遵循科学严谨的工作作风,培养良好的职业道德,树立敬老尊老爱老的品格。

随着老年人生理功能衰退及慢性病患病率逐渐增加,老年人的健康卫生需求日益扩大。老年社会行为评估,已成为老年综合评估的重要组成部分。由于老年人生理功能衰退、接受信息和沟通的能力下降,因此,对老年人进行评估时,应该注意正确应用语言和非语言性的沟通技巧,耐心观察、询问,获得全面的客观的资料,准确地判断老年人个人及其家庭情况。

第一节 角色功能评估

案例 5-1

赵某,女性,71岁,患肺气肿15年,平日体质虚弱,行动迟缓,其儿女给她买了新房,现进入装修、布置阶段。

请问:为老人设计居室时应注意哪些环境要求?

对老年人角色功能进行评估的目的是明确老年人对自身角色的感知、对承担的角色是否满意、有无角色适应不良,最终采取干预措施,避免角色功能紊乱给老年人带来生理和心理上的不良影响。

一、角色的内涵

（一）角色的概念

角色是社会对个体或群体在特定场合中职能的划分，代表个体或群体在社会中表现出的符合其地位以及社会期望的行为。角色是不能单独存在的，它存在于与他人的相互关系中。老年人一生中会经历多重角色的转变，如从婴儿直至老年、从学生到开始工作直至退休、从儿女到父母至（外）祖父母等。不同的角色承担的责任不同，对每个角色的适应非常重要的。

（二）角色功能

角色功能是指从事正常角色活动的能力，包括正式的工作、社会活动、家务活动等，老年人由于老化导致这种能力下降。个体对老年角色的适应与性别、个性、受教育水平、家庭背景、社会地位、经济状况等因素密切相关。

二、角色功能的评估

老年人角色功能的评估，一般通过交谈、观察两种方法收集资料。评估的内容包括以下几个方面。

（一）角色承担

1. 一般角色。了解老年人曾经的职业、离退休时间和现在是否从事工作等，这有助于减少老年人由于离退休所引起的不良影响，而且可以确定老年人对目前的角色是否适应。评估角色承担情况，可询问老年人最近在做些什么事情、哪些事情占去了大部分时间、对他而言什么事情是重要的、什么事情感觉很困难、是否感觉能正确承担自己的角色等。

2. 家庭角色。离开工作岗位后，家庭成了老年人主要的生活场所，并且大部分家庭有了第三代，老年人的家庭角色发生变化，由父母角色上升到（外）祖父母角色，家庭角色增加。由于子女工作忙碌，老年人常担负着照顾第三代的任务。同时，老年期又是丧偶的主要时期，若配偶去世，则会失去相应角色。此外，性生活评估可以了解老年人的夫妻角色功能。评估时，护士应该持非评判、尊重事实的态度，询问老年人曾经及现在的情况。

3. 社会角色。老年人自我概念和社会支持资源的信息，可以通过对其社会关系形态的评估而获得。收集老年人活动的资料，对其社会关系形态进行评估。如果老年人不能明确表达其每日活动，提示其社会角色缺失或不能融入社会活动中，也可提示其有认知或其他精神障碍。

（二）角色感知

询问老年人对自己承担的角色和别人对其角色的期望的感知，老年期对自己生活方式、人际关系方面的影响。同时，还应询问别人对其角色期望的感知是否认同。

（三）角色适应

询问老年人对自己承担的角色是否满意以及与自己的角色期望是否符合；观察其有无角色适应不良的身心反应，如头痛、头晕、疲乏、睡眠障碍、焦虑、抑郁、忽视自己和疾病等。

三、角色适应不良

（一）角色适应不良的概念

当个体的角色表现与角色期望不协调或无法达到角色期望的要求时，可发生角色适应不良，它是社会的外在压力引起的主观生理和心理反应。

（二）角色适应不良的类型

1. 角色冲突。角色期望与角色表现间差距太大，使个体难以适应而发生的心理冲突与行为矛盾。

2. 角色模糊。个体对角色期望不明确，不知道承担这个角色应该如何行动而造成的不适应反应。角色模糊的原因有角色期望太复杂、角色改变太快、主要角色与互补角色间沟通不良等。

3. 角色匹配不当。个体的自我概念、自我价值观或自我能力与其角色期望不匹配。

4. 角色负荷过重和角色负荷不足。角色负荷过重是指个体角色行为难以达到过高的角色期望；角色负荷不足是对个体的角色期望过低，不能完全发挥其能力。

（三）角色适应不良的表现

角色适应不良给个体带来生理和心理的不良反应。生理反应可有头痛、头晕、乏力、睡眠障碍等。心理反应可产生心理紧张、伤感、焦虑、抑郁等不良情绪。

第二节　环境评估

环境是人类生存和发展的物质基础，它直接影响老年人的健康。如果老年人所处的周围环境发生了变化，且变化超过了老年人能够承受的范围，就会引发老年人疾病。因此，对老年人所处的周围环境进行评估，可以更好地去除妨碍其生活、行为的因素，创造补偿机体缺损功能的有利因素，提高老年人的生活质量。

第五章 老年社会行为评估

一、环境的定义

环境是影响人们生存和发展的所有外在情况。环境分内环境和外环境两种,内环境包括人体所有组织和系统以及人的内心世界。外环境包括物理环境、社会环境、文化环境和政治环境。本节重点介绍物理环境和社会环境。

二、物理环境

物理环境是指一切存在于机体外环境的物理因素的总和。当今社会,由于人口老龄化和"空巢"老人日益增多,许多老年人面临着独自居住的问题。居住环境是老年人生活、学习、社交、娱乐、休息的地方,因此,评估老年人的居住环境就显得尤为重要。评估老年人的居住环境,安全评估是重点(见表 5-1)。此资料,可通过家访获得。

表 5-1 老年人居家环境安全评估表

项目	评估要素
1. 一般居室	
(1) 光线	是否充足、明亮?
(2) 温、湿度	是否适宜?
(3) 地面	是否平整、干燥?有无障碍物?
(4) 地毯	是否平整、不滑动?
(5) 家具	放置是否稳固、固定有序?有无障碍物?
(6) 床	高度是否在老年人膝盖以下、与其小腿长度基本相等?
(7) 电线	安置如何?是否远离火源、热源?
(8) 取暖设备	设置是否恰当?
(9) 电话号码	紧急电话号码是否放在易见、易取的地方?
2. 厨房	
(1) 地板	有无防滑措施?
(2) 燃气	"开""关"按钮标志是否醒目?
3. 浴室	
(1) 浴室门	是否内外均可打开?
(2) 地板	有无防滑措施?
(3) 便器	高低是否合适?有无扶手?
(4) 浴盆	高度是否合适?盆底是否垫有防滑胶垫?
4. 楼梯	
(1) 光线	是否充足、明亮?
(2) 台阶	是否平整无破损?高度是否合适?
(3) 扶手	有无扶手?

三、社会环境

社会环境是指人类生存及活动范围内的社会物质与精神条件的总和,包括经济、文化、教育、法律、制度、生活方式、社会关系、社会支持等方面。这些因素与老年人的健康密切相关,下面着重介绍对经济、生活方式、社会关系与社会支持的评估。

（一）经济

经济是保障老年人衣、食、住、行等基本需要的物质基础。因此，经济因素对老年人的健康影响最大。老年人因退休或配偶去世导致收入减少，因此失去了家庭、社会地位或生活独立性。护士可通过询问了解老年人的经济状况：①您的经济来源？单位工资、福利如何？（对低收入老年人，要询问其所得收入是否足够支付生活必需品和部分医疗费用）②家庭有无经济困难？家庭有无工作者？③医疗费用的支付形式？有何困难？

（二）生活方式

生活方式包括衣、食、住、行、工作、休息、娱乐等物质生活和价值观、道德观、审美观等精神生活，特别易受家庭影响而形成。生活方式和与个人喜好和习惯有关，不同地区、阶层、民族的人生活方式是不一样的。通过交谈或直接观察，评估老年人：①饮食、睡眠、运动、娱乐等方面有什么习惯与爱好？②有无吸烟、酗酒等不良嗜好？若有，每天的量是多少？③生活有无规律性？④有无便秘？若有不良生活方式，应进一步了解其给老年人带来的不利影响。

（三）社会关系与社会支持

社会关系是社会环境中非常重要的一个方面。个体的社会关系网络包括与之有直接或间接关系的所有人群。个体的社会关系网络越健全，人际关系越融洽，越容易得到所需信息、情感及物质等多方面的支持。可以评估老年人：①社会关系是否良好，如家庭关系是否稳定、家庭成员是否相互尊重、家庭成员对老年人的态度是否良好；②与邻居、朋友、同事关系是否融洽。（如果住院，还需评估老年人与病友、医护人员关系如何，能否获得及时有效治疗，能否得到应有的尊重与关怀，各种合理需求能否及时得到满足，医护人员能保证所提供的服务的安全性与有效性等）社会支持又分为情感支持和物质支持两个方面，而前者对老年人的健康和生活质量更为重要。对社会支持的评估可采用社会支持评定量表，该量表由肖水源编制，用于评估老年人的社会支持程度，共有10个条目，包括客观支持、主观支持和对社会支持的利用度。得分越高，表明社会支持程度越高。总分不高于22分为低水平社会支持，23～44分为中水平社会支持，不低于45分为高水平社会支持，见表5-2。

表5-2　社会支持评定量表

1. 您有多少关系密切，可以得到支持和帮助的朋友？
①一个也没有　②1～2个　③3～5个　④6个或6个以上

2. 近一年来您和谁住在一起？
①远离家人，且独居一室　②住处经常变动，多数时间和陌生人住在一起　③和同学、同事或朋友

第五章 老年社会行为评估

住在一起 ④和家人住在一起

3. 您与邻居关系怎么样？

①相互之间从不关心，只是点头之交 ②遇到困难可能稍微关心 ③有些邻居很关心您 ④大多数邻居都很关心您

4. 您与同事关系怎么样？

①相互之间从不关心，只是点头之交 ②遇到困难可能稍微关心③有些同事很关心您 ④大多数同事都很关心您

5. 从家庭成员得到的支持和照顾（在无、极少、一般、全力支持四个选项中，选择合适选项）。

	无	极少	一般	全力支持
A. 夫妻（恋人）				
B. 儿女				
C. 兄弟姐妹				
D. 其他成员（如嫂子）				

6. 过去，在您遇到急难情况时，曾经得到的经济支持或解决实际问题的帮助的来源有？

①无任何来源

②下列来源（可选多项）

A. 配偶 B. 其他家人 C. 朋友 D. 亲戚 E. 同事 F. 工作单位 G. 党团工会等官方或半官方组织 H. 宗教、社会团体等非官方组织 I. 其他（请列出）

7. 过去，在您遇到急难情况时，曾经得到的安慰和关心的来源有？

①无任何来源

②下列来源（可选多项）

A. 配偶 B. 其他家人 C. 朋友 D. 亲戚 E. 同事 F. 工作单位 G. 党团工会等官方或半官方组织 H. 宗教、社会团体等非官方组织 I. 其他（请列出）

8. 您遇到烦恼时的倾诉方式是怎样的？

①从不向任何人诉述 ②只向关系极为密切的1～2人诉述 ③如果朋友主动询问会说出来 ④主动诉述自己的烦恼，以获得支持和理解

9. 您遇到烦恼时的求助方式是怎样的？

①只靠自己，不接受别人帮助 ②很少请求别人帮助 ③有时请求别人帮助 ④有困难时经常向家人、亲友、组织求援

10. 您会积极参加团体（如党团组织、宗教组织、工会等）组织的活动吗？

①从不参加 ②偶尔参加 ③经常参加 ④主动参加并积极活动

第三节 文化评估

案例 5-2

王某，女性，76 岁，高血压病史 21 年，冠心病病史 6 年，近一周劳累后感觉心前区不适，服用硝酸异山梨酯及速效救心丸可缓解。

请问：适宜王某的食物有哪些？需要注意什么？

文化是一定的历史、地域、经济、社会和政治的反映，是文化背景评估的主要内容。而价值观、信念与信仰、习俗是文化的核心要素。文化和家庭因素可以直接影响老年人的身心健康和健康保健，也决定着人们对健康、疾病、老化和死亡的看法及信念，对老年人的文化背景进行评估时应当注意的是，老年住院病人容易发生文化休克，应结合观察进行询问。同时，如果老年人独居，应详细询问是否有亲属和亲近的朋友。

一、文化背景评估

（一）文化概念

文化是一个社会及其成员所特有的物质和精神财富的总和，即特有人群为适应社会环境而共有的行为和价值模式。文化是一个复合体，包括价值观、语言、知识、信仰、艺术、习俗、道德、法律、生活态度和行为准则等。

（二）文化的特征

文化具有以下 7 个方面主要特征。

1. 获得性。文化不是与生俱来的，是在后天的生活环境及社会化过程中逐渐养成的，是通过学习获得的社会化的产物。如观念、知识、技能、习惯和情操等。

2. 民族性。文化伴随着民族的发展，有鲜明的民族性。如行为、沟通方式和饮食习惯等。

3. 共享性。文化是社会人群共同享有的。如语言、风俗习惯、规范、制度和社会价值观等。

4. 继承性。文化是一个连续的动态过程，并且世代相传。

5. 累积性。文化是一个不断继承、更新、进步的过程，长期积累，逐渐丰富。

6. 整合性。文化是一些共同功能的体现。如交流形式、亲属关系、教育、饮食、宗教、艺术、经济等。

7. 双重性。文化是既有理想成分又有现实成分的复合存在。文化的理想成分是大多数人认可的在某一特定情况下个体应恪守的行为规范，但现实中却总是存在着一些不被公众接受的不规范的行为。

（三）文化的要素

1. 价值观。价值观是社会或群体中的人们在长期社会化过程中，通过后天学习逐步形成和共有的，是区分事物的好与坏、对与错、可行与不可行、符合或违背意愿的观点、看法与准则。价值观是个体在社会化过程中通过后天学习获得的，包含个体追求的目标及行为方法，以人生观、行为观、人际观、时间观、健康观和对自然的控制观为代表。

价值观与健康保健的关系：价值观影响个体对健康的认识；价值观可左右个体解决健康问题的决策；价值观影响个体对疾病与治疗的态度、对治疗手段的选择和对疾病预后的看法。

2. 信念与信仰。信念是个体认为的可以确信的看法，是个体在自身经历中积累起来的认识原则，是与个性和价值观相联系的一种稳固的生活理想。信念包括知识、见解、以及对世界万物的认识观。信仰是人们对某事物、思想或主义的极度尊崇与信服，并将其作为自己的精神寄托和行为准则。

信念、信仰与健康的关系。健康不单是没有疾病或虚弱，而且是身体、精神的健康和社会幸福的完美状态。在健康领域中，对"健康"与"疾病"的定义就是一种信念，个体对健康和疾病所持的信念可直接影响其健康行为和就医行为。

对健康信念与信仰的评估，目前应用最广泛的是 Kleinman 提出的评估模式，通过提问了解老年人对自身健康状况的看法及老年人所处的文化背景对其健康信念的影响。

3. 习俗。习俗又称风俗，指一个群体或民族的个人在生产、居住、饮食、沟通、医药、丧葬、节日、庆典、礼仪、婚姻与家庭等物质文化生活上的共同喜好、习惯和禁忌，习俗被世代传承和延续，并在一定程度上体现各民族的生活方式、历史传统和心理感情。与健康有关的习俗主要有饮食、沟通、医药、居住、婚姻与家庭等。

（1）饮食包含的文化烙印最明显，是民族习俗中最难改变的。主要表现为：①饮食戒规，如满族人禁食狗肉、回族人禁食猪肉等。②主食差别，如蒙古族以牛羊肉和奶制品为主食、汉族以五谷杂粮等为主食。③烹饪方式，如我国西南部分山区的食品多以腌、熏的方式制作。

（2）沟通是人与人之间动态的、持续的、相互作用的过程，包括语言沟通和非语言沟通。①语言沟通：存在明显的文化差异，国家、民族和地区都有其特有的语种、方言、语言禁忌。②非语言沟通：存在明显的文化差异，包括声音、面部表情、身体姿态、手势、皮肤接触等。

（3）传统医药包括民间疗法等，这些疗法简便易行、有效价廉，深受老年人信赖。

二、文化休克的评估

（一）文化休克的概念

文化休克是人们生活在陌生的文化环境中所产生的迷惑与失落的经历。如一个长期适应于自己本土文化的人突然来到了不同社会、地区或国家等新的文化环境中时，由于沟通障碍、日常活动改变、风俗习惯的差异等，会在一段时间内出现迷失、疑惑、排斥甚至恐惧的感觉，从而产生生理、心理适应不良等文化休克现象。

（二）文化休克的原因

一个人从一个熟悉的环境突然到了另一个陌生的环境，从而导致沟通、日常生活、风俗习惯等方面存在差异，这是引起文化休克的主要原因。

1. 误解。在不同的文化背景下，在沟通过程中，同样的内容可能会有不同的含义，脱离了文化背景来理解沟通的内容会产生误解。

2. 受挫。当一个人到了陌生环境时，其习惯和生活方式会发生变化，对于新的文化环境和文化模式需要适应，在此过程中，人们往往会产生受挫感，从而出现因克服日常生活活动的改变而引起的文化休克。

3. 困惑。不同文化背景的人，风俗习惯也有所不同，文化环境发生了改变，需要去适应新环境中的风俗习惯和风土人情，这使得身处异乡的人难以顺应，但又必须去了解和接触，从而使其产生困惑。

4. 价值观的冲突。每个文化群体之间的态度、信仰行为等都有所不同。当一个人的文化环境突然改变时，其长时期形成的文化价值观与异域文化中的一些价值观会产生矛盾和冲突，导致其无所适从。在异域文化中，一个人会丧失自己在原有环境中的社会角色，对新环境感到生疏。语言不通，又与亲人和朋友分离，从而产生孤独、无助、焦虑和恐惧等情绪，出现文化休克。

以上造成个体文化休克的因素使个体对变化必须做出适应和调整，当同时出现的因素越多、越强烈时，个体产生文化休克的强度也越明显。

（三）文化休克的分期

1. 兴奋期。人们初到一个新的环境，被新环境中的人文景观和意识形态所吸引，感到新奇，渴望了解新环境中的风俗习惯和语言行为，并希望能够顺利开展活动，进行工作。此期的主要表现是兴奋和高涨，这个阶段一般持续几个星期到数月时间。

2. 意识期。此期个体意识到自己在新的环境中，必须改变自己以往的生活习惯和思维模式，适应新环境的生活方式及新环境中的风俗、习惯。此时个体原有的文化价值观与其所处新环境的文化价值观产生文化冲突，会感到孤独、思念亲朋好友，由此产生退缩、发怒和沮丧等表现。此期是文化休克中主要的一期，也是最难度过的一期，一般持续数周、数月、甚至更长的时间。

3. 转变期。指个体开始适应新环境的文化模式，熟悉当地人的语言、风俗、习惯和人等。此时个人能用比较客观、平和的眼光看待周围的环境，原来心理上的问题和文化冲突逐渐减轻，但需要的时间会较长。

4. 适应期。此期个体从心理、生理上逐渐适应和接受新环境中的文化模式，建立起符合新文化环境要求的行为、习惯和价值观等，对新环境感到舒适和满足，在新环境中建立了安全感，如果要离开新环境，回到原来的环境中，将会重新经历一次新的文化休克。

（四）文化休克的表现

1. 焦虑。主要表现为坐立不安、手颤抖、出汗、疲乏、不自信、警惕性增强、忧虑、悔恨、易激动、失眠、尿频、恶心和呕吐、心率和呼吸频率增加、血压升高、瞳孔散大等。

2. 恐惧。主要表现为躲避、注意力不集中、控制力差、心神不宁、恐慌、易哭泣、警惕、疲乏、失眠、晕厥、夜间噩梦、尿频、尿急、颜面发红或苍白、呼吸短而促、血压升高等。

3. 沮丧。主要表现为胃肠功能下降、食欲减退、体重下降、便秘、忧愁、懊丧、哭泣、退缩、偏见或敌对等。

4. 绝望。主要表现为万念俱灰、生理功能极度低下、不愿讲话、情绪低落、表情淡漠、离群索居、不愿与人交往等。

三、评估方法

评估方法是会谈和观察。对老年人进行文化评估时，可通过与其交谈或观察，评估其人生观、价值观、健康信念与信仰、文化程度、宗教、民族习俗等文化要素。

（一）会谈

1. 价值观

价值观存在于潜意识中，人们很难直接表达，亦很少意识到其行为会受到价值观的直接引导。因此，对价值观的评估较难，目前尚无现成评估工具。可通过询问以下问题获取与其有关价值观的信息，比如通常情况下什么对你最重要、遇到困难时你是如何看待的、一般从何处寻求力量和帮助、你参加什么组织吗等。

2. 健康信念与信仰

（1）健康信念。Kleinman 等人提出的健康信念评估模式是应用最为广泛的模式之一，包括以下 10 个问题。

①对你来说，健康指什么？不健康又指什么？
②通常你在什么情况下才认为自己有病并就医？
③你认为导致你健康问题的原因是什么？
④你是怎样、何时发现你有该健康问题的？
⑤该健康问题对你的身心造成了哪些影响？
⑥严重程度如何？发作时持续时间长还是短？
⑦你认为你该接受何种治疗？
⑧你希望通过治疗达到哪些效果？
⑨你的病给你带来的主要问题有哪些？
⑩对这种病你最害怕什么？

（2）宗教信仰。可通过询问病人以下问题对宗教信仰进行评估。
①你有宗教信仰吗？何种类型的宗教信仰？
②平日你参加哪些宗教活动？
③住院对你在以上宗教活动参与方面有何影响？你的内心感受如何？有无恰当人选替你完成？需要我们为你做些什么？
④你的宗教信仰对你在住院、检查、治疗、饮食等方面是否有特殊限制？

3. 习俗

（1）饮食。可通过交谈的方式了解病人的饮食习俗。
①你平常进食哪些食物？主食为哪些？喜欢的食物又有哪些？有什么食物禁忌？
②你常采用的食物烹调方式有哪些？常用的调味品是什么？
③你每日进几餐？都在什么时间？
④你认为哪些食物对健康有益？哪些食物对健康有害？
⑤哪些情况会增加你的食欲？
⑥哪些情况会使你的食欲下降？

（2）沟通。可通过询问以下问题收集相关信息。
①你讲何种语言？
②你喜欢的称谓是什么？
③你的语言禁忌有哪些？

（3）传统医药。主要通过与病人及其亲属交谈，了解其常采用的民间疗法有哪些、其效果如何等。

（二）观察

可以通过观察日常进食情况评估老年人的饮食习俗。通过观察老年人与他人交流时的表情、眼神、手势、坐姿等评估其非语言沟通文化。通过观察老年人在医院期间的表现评估其有无文化休克。通过观察老年人的外表、服饰获取有关其文化和宗教信仰的信息。宗教信仰活动改变或宗教信仰改变多提示老年人存在精神困扰。

第四节　家庭评估

案例 5-3

李某，男性，72岁。1年前申请临时救助金接受左眼白内障手术。近1个月来，右眼看东西模糊，确诊为右眼白内障，希望再次手术治疗。但是，他一方面担心去年申请了临时救助金，现在不能再次申请，另一方面担心手术住院期间无人照顾。此外，李大爷由于眼疾和腿疾，很少下楼，在家无人陪伴，时常感到孤独。

请问：如何对李大爷进行社会行为评估并确定其目前存在的问题？

一、家庭的概念及特征

（一）概念

家庭是基于一定的婚姻关系、血缘或收养关系组合起来的社会生活基本单位，是一种特殊的心理认可群体。家庭的定义有广义狭义之分，狭义的家庭指一夫一妻制个体家庭，家庭成员包括父母、子女和其他共同生活的亲属；广义的家庭则泛指人类进化不同阶段中的各种家庭形式。

（二）特征

1. 家庭是群体，至少应包括两个或两个以上的成员。
2. 婚姻是建立家庭的基础和依据，也是约束夫妻关系及保证家庭相对稳定的基础和依据。
3. 组成家庭的成员应以共同生活、有较密切的经济和情感交往为条件。

二、家庭评估的重要性

1. 家庭是社会的最基本单位，个体与家庭紧密相连，家庭是压力的主要来源。
2. 家庭的健康与个体，尤其是老年人密切相关。
3. 个体的健康知识、健康信念、行为受家庭中其他成员的影响。
4. 老年人离退休后的主要活动场所是家庭。
5. 家庭是满足人们个体需求的最佳场所。

所以，只有将老年个体、家庭两者联系起来，才能全面评估老年个体。可以询问如您退休了吗、老伴儿身体好吗，您有几个子女，他们经常来看您吗，子女做什么工作，您与您老伴儿经常聊天、一起活动吗，您的生活由谁来照顾等问题。

三、家庭功能的评估

（一）家庭主要功能

家庭对人类生存和社会发展起着重要作用，其功能主要包括生物功能、经济功能、文化功能、教育功能和心理功能 5 个方面。家庭功能是否健全与个体的身心健康密切相关，为家庭评估中最重要的部分。

1. 生物功能。家庭所具有的繁衍后代，保障家庭成员衣、食、住、行等基本生活需要的功能，是家庭成员身体健康的保障功能，也是家庭最原始和最基本的功能。

2. 经济功能。家庭维持生存所必需的消费能力。家庭成员主要通过劳动谋生，增加家庭的经济收入，以保证家庭其他功能的正常进行。

3. 文化功能。家庭通过社会活动传递社会道德、法律和风俗等的过程，可培养家庭成员的社会责任感、社会交往意识与技能，健全其人格发展。

4. 教育功能。家庭教育对其成员的影响，是任何教育组织都不可替代的，人的品行、个性观念以及健康心理观等，同其最初接受的家庭教育密不可分。家庭教育在社会教育中占有特殊的地位和作用，但家庭教育不能取代学校和其他各类的职业教育，只有把家庭教育和其他各类教育结合起来，才能更好地发挥家庭教育和其他教育的作用。

5. 心理功能。家庭在维持家庭内部稳定、建立爱与归属感、维护家庭成员的安全与健康等方面提供着良好的心理照顾和支持。

（二）家庭评估的内容

家庭评估的内容包括家庭成员的基本资料、家庭结构和家庭功能。家庭功能的健全与否是最重要的评估内容。

（三）评估方式

1. 观察

观察老年人居住条件、衣着、饮食、家庭气氛、家庭亲密程度等。

2. 交谈

通过交谈了解老年人的老伴儿情况、子女情况、夫妻之间的关系、生活来源等。

3. 量表评定

可采用评定量表对老人的家庭功能状况及其从家庭中可获得的支持情况进行测评。常用的评定量表有 Procidano 与 Heller 的家庭支持量表（见表 5-3）、Smilkstein 的 APGAR 家庭功能量表（见表 5-4）、家庭环境量表。

(1) Procidano 与 Heller 的家庭支持量表

表 5-3 Procidano 与 Heller 的家庭支持量表

项　目	是	否
1. 我的家人给予我所需的精神支持		
2. 遇到棘手的事时，我的家人帮我出主意		
3. 我的家人愿意倾听我的想法		
4. 我的家人给予我情感支持		
5. 我与我的家人能开诚布公地交谈		
6. 我的家人愿意分享我的爱好与兴趣		
7. 我的家人能时时察觉到我的需求		
8. 我的家人善于帮助我解决问题		
9. 我与家人感情深厚		

说明：是为 1 分，否为 0 分。总分越高，家庭支持度越高。

(2) Smilkstein 的 APGAR 家庭功能量表

表 5-4 APGAR 的家庭功能量表

项　目	经常	有时	很少
1. 当我遇到困难时，可从家人那里得到满意的帮助（适应度） 补充说明：			
2. 我很满意家人与我讨论与分担问题的方式（合作度） 补充说明：			
3. 当我从事新的活动或希望发展时，家人能接受并给我支持 （成长度） 补充说明：			
4. 我很满意家人对我表达感情的方式以及对我情绪（如愤怒、悲伤、爱）的反应（情感度） 补充说明：			
5. 我很满意家人与我共度时光的方式（亲密度） 补充说明：			

说明：经常为 3 分，有时为 2 分，很少为 1 分。总分在 7～10 分表示家庭功能良好，4～6 分表示家庭功能中度障碍，0～3 分表示家庭功能严重障碍。

（3）家庭环境量表

家庭环境量表包括 10 个分量表，共设 90 道是非题，分别从 10 个方面来评价不同的家庭、社会和环境特征，以帮助个体和家庭成员了解自身家庭的特征和危机状态下的家庭状况。10 个方面及其具体定义如下。

①亲密度。家庭成员之间相互承诺、帮助和支持的程度。

②感情表达。鼓励家庭成员公开活动，直接表达其情感的程度。

③矛盾性。家庭成员之间公开表露愤怒、攻击和矛盾的程度。

④独立性。家庭成员的自尊、自信和自主程度。

⑤成功性。将一般性活动变为成就性或竞争性活动的程度。

⑥知识性。对政治、社会、智力和文化活动的兴趣大小。

⑦娱乐性。参与社交和娱乐活动的程度。

⑧道德宗教观。对伦理宗教和价值的重视程度。

⑨组织性。安排家庭活动和责任时有明确的组织和结构的程度。

⑩控制性。使用固定家规和程序来安排家庭生活的程度。

家庭环境量表目前在国内多被用于评价存在精神分裂症病人的家庭，以期让精神病病人在社会心理康复中得到家庭的重视和照顾，同时也可为参与家庭治疗的人员在治疗前后测查其家庭关系和家庭环境的变化提供依据。国外已用此量表评价各种家庭类型和治疗前后的家庭状况的变化。

四、家庭压力的评估

（一）家庭压力的内容

1. 家庭有无压力事件发生？
2. 家庭成员对压力的感知。
3. 压力事件对家庭成员身心的影响。
4. 采取的应对方式有哪些？
5. 应对压力事件的家庭资源有哪些？

家庭护理人员包括护士、家庭照顾者。家庭照顾者指在家中对老年人进行照顾的子女、亲属、保姆等，不包括专业护士。家庭照顾者的压力在老年人虚弱、患有疾病及家庭照顾者有身心反应时增大。

（二）评估内容

1. 家庭照顾者压力

家庭照顾者在照顾期间所感受到的与照顾有关的躯体、精神、社会和经济压力。压力的程度取决于客观和主观两个方面。

（1）客观因素：①家庭照顾者的年龄和身体健康状况。②需要照顾的老年人的数量和他们的身体健康状况。③家庭照顾者需要完成的其他工作的数量和性质。④家庭照顾者经济负担的大小。⑤家庭照顾者获得的支持系统的数量与类型。⑥照顾时间的长短与家庭照顾者可支配时间的多少。

（2）主观因素：主要指家庭照顾者的心理和情绪反应，包括家庭照顾者的个性、心理特征和有无负性情绪。

2. 家庭照顾者压力的评估

（1）评估内容：①照顾老年人的数量及他们自己可以完成的自我护理活动。②家庭照顾者必须为老年人提供的照顾措施。③照顾老年人所需的时间和自己能支配的时间的多少。④家庭照顾者获得的支持和帮助。

（2）家庭照顾者压力的程度分类：①轻度：无明显身心应激症状，对老年人的照顾较全面和周到。②中度：间断出现某些身心应激症状，对老年人的照顾有时欠周到。③重度：出现明显身心应激症状，同时可能出现对老年人照顾不当。

知识链接 5-1

老年人髋部骨折的危害及原因

髋部骨折的发病率已居我国老年人群骨折的第一位，且呈显著上升趋势。随着我国老龄化的加速，预计 2040 年我国髋部骨折人数将超过 50 万。当年龄达 90 岁时，约每 4 例女性和每 8 例男性中就有 1 例发生髋部骨折。髋部骨折危害巨大，研究表明，髋部骨折后 1 年内 15%～40% 的病人会死于各种并发症，存活病人中超过 2/3 致残无法恢复到伤前状态。

研究发现随着年龄的增长，脆性骨折环境由户外逐步转为室内；病人在户外及客厅骨折均以白天为主，而卧室及卫生间以晚上为主；户外摔倒原因主要为骑车不稳及绊倒，室内摔倒主要原因为行走不稳或下肢无力；就基础疾病而言，与病人骨折后疾病发展严重程度独立相关的危险因素包括呼吸系统基础疾病、中重度营养不良以及基础疾病数量。

来源：原源，范斌，李晓玉，等．老年髋部骨折患者致伤因素分析 [J]．中国骨质疏松杂志，2020，26（1）：85-90，117．

小结

老年人的社会行为评估，包括角色评估、环境评估、文化评估和家庭评估 4 个方面。角色是社会对个体或群体在特定场合下职能的划分，代表个体或群体在社会中表现出的符合其地位以及社会期望的行为。角色功能是指从事正常角色活动的能力，包括正式的工作、社会活动、家务活动等。角色功能评估的内容包括角色承担、角色感知、角色适应。环境是影响人们生存和发展的所有外在情况和影响，包括物理环境、社会环境等，物理环境是指一切存在于机体外环境的物理因素的总和，主要评估老年人的居住环境，可采用量表评估。社会环境是人类生存及活动范围内的社会物质与精神条件的总和，评估内容有经济、生活方式、文化、社会关系与社会支持等。文化是一个社会及其成员所特有的物质和精神财富的总和。文化要素包括价值观、信念与信仰、习俗等，评估方式主要包括会谈和观察。家庭是基于一定的婚姻关系、血缘或收养关系组合起来的社会生活基本单位。家庭的特征：①家庭是群体，至少应包括两个或两个以上的成员。②婚姻是建立家庭的基础和依据，也是约束夫妻关系及保证家庭相对稳定的基础和依据。③组成家庭的成员应以共同生活、有较密切的经济和情感交往为条件。家庭主要功能包括生物功能、经济功能、文化功能、教育功能、心理功能，评估方式包括观察、交谈和量表评定。

参考文献

[1] 化前珍，胡秀英.老年护理学[M].4版.北京：人民卫生出版社，2017.

[2] 孙玉梅，张立力.健康评估[M].4版.北京：人民卫生出版社，2017.

[3] 柳树亮，贾媛.养老陪护[M].4版.北京：科学出版社，2020.

[4] 原源，范斌，李晓玉，等.老年髋部骨折患者致伤因素分析[J].中国骨质疏松杂志，2020，26（1）：85-90，117.

[5] 肖水源.《社会支持评定量表》的理论基础与研究应用[J].临床精神医学杂志，1994，4（2）：98-100.

[6] 陈长香.老年护理学[M].北京：人民卫生出版社，2011.

[7] 李春玉，姜丽萍.社区护理学[M].4版.北京：人民卫生出版社，2018.

学习检测

检 测 题

一、单选题

1.对老年人健康影响最大的因素是（　　）。

A. 经济因素

B. 文化因素

C. 政治因素

D. 生活方式

E. 社会支持和社会关系

2. 评估老年人的居住环境，重点是（　　）。

A. 安全评估

B. 生物评估

C. 物理评估

D. 化学评估

E. 气候评估

3. 文化是一个社会及其成员所特有的（　　）。

A. 物质和精神财富的总和

B. 经济和情感的总和

C. 信息和结构支持的总和

D. 宗教资源和社会医疗总和

E. 知识和道德的总和

4. 文化休克的分期不包括（　　）。

A. 兴奋期

B. 意识期

C. 转变期

D. 适应期

E. 休眠期

二、多选题

1. 角色不良的类型包括（　　）。

A. 角色冲突

B. 角色模糊

C. 角色匹配不当

D. 角色负荷过重

E. 角色负荷不足

2. 对老年人角色评估的内容包括（　　）。

A. 角色承担

B. 角色感知

C. 角色适应

D. 角色缺失

E. 角色强化

3. 文化的特征有（　　）。

A. 获得性

B. 民族性

C. 共享性

D. 继承性

E. 累积性

4. 文化的要素包括（　　）。

A. 价值观

B. 信念

C. 运动

D. 习俗

E. 信仰

5. 文化休克的表现有（　　）。

A. 焦虑

B. 恐惧

C. 沮丧

D. 绝望

E. 猝死

6. 家庭主要功能有（　　）。

A. 生物功能

B. 经济功能

C. 文化功能

D. 教育功能

E. 心理功能

7. 家庭评估方式有（　　）。

A. 问卷调查

B. 生物医学测量

C. 观察

D. 交谈

E. 量表评定

参考答案

第五章　老年社会行为评估

单选题：1.A 2.A 3.A 4.E
多选题：1.ABCDE 2.ABC 3.ABCDE 4.ABDE 5.ABCD 6.ABCDE 7.CDE

第六章 常见老年综合征的评估

导学目标
● 知识目标
1. 掌握老年常见综合征的评估内容和方法。
2. 熟悉老年常见综合征评估的常用量表。
3. 了解老年常见综合征的评估进展。
● 能力目标
1. 运用常见综合征评估量表对患者进行评估。
2. 根据评估结果为患者提供相应的护理措施。

随着年龄的增长，人体各系统、器官、组织和细胞逐渐发生形态、功能、代谢等一系列退行性变化。这些变化常引起老年人疼痛、尿失禁、营养不良、跌倒、便秘等不能进行明确疾病分类的问题，我们把这些问题称为"老年综合征"。"老年综合征"一词在老年医学领域广泛应用，起源于1957年一篇在 *Journal of the American Geriatrics Society* 上刊登的、以"geriatric syndrome"为题目的论文。在老年医学中，老年综合征根据问题或症状出现的时期分为3个阶段，共有50余种问题，其定义尚未完全统一。Inouye 等提议将"老年综合征定义为不能进行明确的疾病分类，老年人共有的虚弱、跌倒、尿失禁、谵妄、头晕等健康问题症候群"。

本章重点介绍常见老年综合征的评估内容和方法、常见评估量表及护理措施，通过对老年综合征评估的学习，可以使工作人员全面了解老年人的身心状况，更精准地为老年人提供健康服务，进而提高老年人的生活质量。

第一节 疼痛的评估

案例 6-1

徐某，女性，62岁，类风湿关节炎病史20余年。患者自觉周身疼痛，手部、足部关节明显，应用非甾体类抗炎药、糖皮质激素治疗后可缓解，日常生活受到严重影响，生活基本不能自理。

请问：如何对徐女士的疼痛进行评估？

一、疼痛的定义

疼痛（pain）是由感觉刺激而产生的一种生理、心理反应及情感上的不愉快经历。1980年，国际疼痛研究会对疼痛所下的定义是："疼痛是一种与组织损伤或潜在损伤相关的不愉快的主观感觉和情感体验"。疼痛是机体对有害刺激的一种保护性防御反应。老年人疼痛是老年人生活中经常存在的一种症状。随着年龄的增长，老年人准确感觉和主诉疼痛的能力降低，而不明确的疼痛和由此引发的不适感明显增加。风湿、关节炎、骨折、胃炎、溃疡病、糖尿病、心绞痛、脑卒中和癌症等许多疾病都可以诱发老年人疼痛的发生。

二、疼痛评估的目的及意义

疼痛评估是疼痛治疗和护理的第一步，准确及时的疼痛评估可以给疾病治疗和护理提供必要的指导和帮助，是疼痛治疗和护理必不可少的一步，也是老年人自我管理的基础。通过对疼痛的评估，能够定位疼痛的程度和性质，采取恰当的干预措施，制定康复目标；疼痛评估贯穿治疗和护理的全过程，在治疗和护理的各个阶段，通过对疼痛的评估，可以了解治疗和护理后疼痛的缓解程度和变化特点，为及时调整治疗和护理方案提供科学数据。

三、疼痛评估的内容

（一）健康史

1. 了解病史

详细询问患者疼痛的部位、性质、强度、开始时间和持续时间，了解诱发或缓解其疼痛的因素。询问患者目前正在使用的药物治疗和非药物治疗的方法及效果，疼痛对其食欲、睡眠、日常活动及工作的影响。

2. 疼痛的类型及其原因

不同疼痛类型的原因不同，明确疼痛的类型和原因有助于选择恰当的止痛方法。

（1）根据起病缓急和持续时间划分的疼痛类型及其原因：①急性疼痛：有明确原因引起的急性发作的疼痛，如骨折、手术等，持续时间多在1个月以内。②慢性疼痛：起病较慢，一般超过3个月，多与慢性疾病有关，如风湿性关节炎、骨质疏松症、糖尿病性周围神经病变等。

（2）根据发病机制划分的疼痛类型及其原因：①躯体疼痛：源自皮肤、骨、筋膜或深部组织的疼痛，定位比较明确，性质为钝痛或剧痛。②内脏疼痛：源自脏器的浸润、压迫或牵拉，疼痛位置较深且定位不清，可伴牵涉痛，以腹腔脏器的炎症性疾病较为多见。③神经性疼痛：性质为放射样烧灼痛，常伴有局部感觉异常，常见原因为椎管狭窄、三叉神经痛、脑卒中后疼痛等。

（二）疼痛的状况

使用疼痛评估量表对老年人进行疼痛评估。各种疼痛评估量表可量化评价老年人的疼痛情况，使护理人员对患者的疼痛状况有较为准确的了解。一般情况下，对同一位患者疼痛的判定应始终使用同一个量表。此外，疼痛是一个变化的过程，在评估患者某一阶段的疼痛情况时，应记录患者在这一时段的平均疼痛程度、最重的疼痛程度和最轻的疼痛程度。

（三）辅助检查

根据疼痛原因、部位等选择辅助检查，如 X 线、CT、MRI、造影等影像学检查，血常规、尿常规、肝功能、肾功能等实验室检查。

（四）心理社会状况

慢性疼痛常伴随消极的情绪，对患者的工作和生活有严重的影响。故要及时评估老年人的心理社会状况，如精神状态有无抑郁、焦虑，社会适应能力是否有下降，老年人个性及注意力是否有改变等。

四、疼痛评估的方法及工具

（一）老年疼痛评估的要点

老年人疼痛评估的要点为：了解老人的基本信息如性别、年龄、职业、精神状况及心理社会状况、诊断及治疗过程、既往止痛方法及效果等；了解疼痛的诱发因素、疼痛的部位、疼痛的性质、疼痛的时间、疼痛的程度及伴随症状等；了解老年人对疼痛的表达方式、疼痛对老人工作和生活的影响等。

（二）选择适合老年人疼痛程度的评估方法及工具

疼痛是人的主观感觉，每个人对疼痛的表述方法不尽相同，为了使评估者和被评估者对疼痛的程度有比较一致的理解，可以采用评估工具对疼痛的程度进行评估。常用的评估工具有视觉模拟评估法、数字疼痛评定量表、词语描述量表、主诉疼痛的程度分级法、脸谱法、认知受损老人的疼痛评估、晚期老年痴呆症、疼痛评估表等。

1. 视觉模拟评估法（VAS）

视觉模拟评估法（VAS）用于疼痛的评估，在我国临床使用较为广泛，其基本方法是在纸上面划一条 10cm 的横线，横线的一端为 0，表示无痛；另一端为 10，表示剧痛；中间部分表示不同程度的疼痛。让患者在线上最能反映自己疼痛程度之处划一交叉线，由评估者根据患者划叉位置测算其疼痛程度。判定方法：0cm 为 0 分，表示无痛，无任何疼痛感觉；1～3cm 分别为 1～3 分，表示轻度疼痛，不影响工作、生活；4～6cm 分别为 4～6 分，表示中度疼痛，影响工作，不影响生活；7～10cm 分别为 7～10 分，表示重度疼痛，疼痛剧烈，影响工作及生活。此方法简单易行，相对比较客观而且敏感。

2. 数字疼痛评定量表（NRS）

将疼痛程度用 0～10 个数字依次表示，0 表示无疼痛，10 表示最剧烈的疼痛。交由患者自己选择一个最能代表自身疼痛程度的数字，或由医护人员询问患者："你的疼痛有多严重？"由医护人员根据患者对疼痛的描述选择相应的数字。按照疼痛对应的数字将疼痛分为轻度疼痛（1～3）、中度疼痛（4～6）、重度疼痛（7～10）。

3. 词语描述量表（VDS）

用"无痛、轻度痛、中度痛、重度痛、极度痛"等一系列词语来代表不同强度的疼痛，患者在这些词语中选出最能代表其疼痛强度的词。该方法的词语易于理解，可随时用于口头表达，沟通方便，可满足患者的心理需求，但不适合有语言表达障碍的患者。

4. 主诉疼痛的程度分级法（VRS）

让病人根据自身感受说出，即语言描述评分法，这种方法病人容易理解，但不够精确。具体方法是将疼痛划分为 4 级，0 级表示无疼痛；1 级（轻度）表示有疼痛但可忍受，生活正常，睡眠无干扰；2 级（中度）表示疼痛明显，不能忍受，要求服用镇痛药物，睡眠受干扰；3 级（重度）表示疼痛剧烈，不能忍受，需用镇痛药物，睡眠受严重干扰可伴自主神经紊乱或被动体位。

5. 脸谱法（Faces）

脸谱法使用 Wong-Baker 脸谱评估。评估时要向患者解释每一张面孔表情代表不同的疼痛程度，要求患者选择能够代表自己疼痛程度的表情。该评估方法简单直观，适用于 3 岁及以上的儿童、老年人以及存在语言或文化差异或其他交流障碍的患者。

6. 认知受损老人的疼痛评估

由于老年人认知功能受损，不能主观描述疼痛，可以采用以下方式了解认知功能受损老年人的疼痛状况。

（1）面部表情：皱眉、前额起皱纹、面部扭曲、快速眨眼。

（2）用词语表达或发声：呻吟、大声呼喊、呼吸粗快。

（3）身体表达：紧张、活动受限、坐立不安、辗转反侧。

（4）行为异常：攻击性行为、拒绝进食、骂人、嗜睡、常规活动突然停止等。

（5）精神状态：突然流泪、意识模糊加重、痛苦表情等。

7. 晚期老年痴呆症疼痛评估表（PADE）

该量表由美国心理学者 Villanuera 等人于 2003 年制订。PADE 是根据面部表情、日常活动、照顾者的评价 3 个方面发展起来的，包括 24 个项目，分为 3 个部分：①身体的（面部表情、呼吸形态、姿势）；②全面的（照顾者对疼痛的分级）；③功能的（日常生活、穿衣、吃饭、行动）。第①、第②部分分值越高代表病人的痛苦越严重，第③部分的分值越高代表病人的日常生活能力越差。用该量表对痴呆病人进行测试，其信度和效度还需完善。

五、护理计划与实施

老年人疼痛治疗和护理的总体目标是：①正确评估疼痛；②老年人的疼痛得到改善，生活未受到明显的影响；③患者接受现实，能说出急、慢性疼痛的存在；④患者能正确服药，并掌握处理疼痛的非介入性止痛方法。

（一）用药护理

1. 药物止痛

疼痛治疗药物主要包括非甾体类抗炎药、麻醉性镇痛药、抗抑郁药、抗焦虑药与镇静催眠药等。因老年人以慢性疼痛为主，因此止痛时最好选择长效缓释剂。

（1）非甾体类抗炎药（NSAID）：NSAID 是短期治疗炎症关节疾病（痛风）和急性风湿性疾病（风湿性关节炎）的主要药物。对乙酰氨基酚（泰诺林）是用于缓解轻至中度肌肉骨骼疼痛的首选药物。

（2）阿片类药物：阿片类镇痛药物适用于急性疼痛和恶性肿瘤引起的疼痛。阿片类药物对老年人的止痛效果好，但老年人常因间歇性给药而造成疼痛复发。阿片类药物的副作用有恶心、呕吐、便秘、镇静和呼吸抑制，用药过程中注意观察和处理。

（3）抗抑郁药物：抗抑郁药除了有抗抑郁效应外，还有镇痛作用，可用于治疗各种慢性疼痛综合征。此类药物包括三环类抗抑郁药，如阿米替林和单胺氧化酶抑制剂。三环类、四环类抗抑郁药不能用于严重心脏病、青光眼和前列腺增生的患者。

（4）其他药物：曲马多主要用于中等程度的各种急性疼痛和手术后疼痛，由于其对呼吸抑制作用弱，适用于老年人的镇痛。

（5）外用药：临床上常用多瑞吉止痛贴（芬太尼透皮贴剂）等外用止痛，适用于不能口服的患者和已经应用大剂量阿片的患者。护理上注意各种外用止痛药的使用方法，做到正确有效使用。

2. 非药物止痛

非药物止痛可减少止痛药物的用量，改善患者的健康状况。作为药物治疗的辅助措施，非常有价值。但是非药物止痛不能完全取代药物治疗。冷热疗法、按摩、放松疗法、音乐疗法均为有助于减轻疼痛的方法。

（二）运动锻炼

运动锻炼对于缓解慢性疼痛非常有效，对提高患者整体健康水平具有重要意义。运动锻炼在改善全身状况的同时，可调节情绪，振奋精神，缓解抑郁症状。运动锻炼可以增强骨承受负荷及肌肉牵张的能力，减缓骨质疏松的进程，帮助恢复身体的协调和平衡。

（三）心理调适

护理人员应重视、关心患者的疼痛，认真倾听患者的主诉，给予适当安慰，减轻他们的心理负担。指导患者或家属遵医嘱按时服用止痛药物，同时为患者施行有效的非药物止痛疗法，这些均有助于减轻患者的疼痛和焦虑、抑郁情绪。

（四）健康指导

1. 用药指导

对于长期服用阿片类药物导致便秘的老年人，可选用麻仁丸等中药软化粪便。心血管药、降糖药、利尿药及中枢神经系统药等都是老年人常用的药物，止痛药物与这些药物合用时，应注意药物的相互作用可能带来的影响。同时，教会患者和家属使用常用的疼痛评估方法，以便得到正确有效的镇痛。

2. 减轻疼痛的方法

疼痛时采取舒适体位，尽量深呼吸，分散注意力。提倡清淡、高蛋白、低脂、无刺激的易消化食物，少量多餐。保持大便通畅，减轻腹胀，以免诱发疼痛。保持情绪稳定。

第二节 营养不良的评估

案例 6-2

张某，男性，82岁。脑梗塞病史6年，间断到医院进行康复治疗。目前仍有右下肢活动障碍，进食有呛咳，长期卧床，食欲差，消瘦体型，门诊检查血清白蛋白 2.5g/L。

请问：为了解张先生的营养状况，还需进行哪些评估？

一、营养不良的定义

营养不良是指营养物质摄入不足、过量或比例异常，与机体的营养需求不协调，从而对机体细胞、形态、组成与功能造成不良影响的一种综合征。良好的营养状况有助于改善老年人的健康状况，预防慢性疾病，增强免疫力，降低疾病并发症发生率和死亡率，延缓老龄化进程，提高生活质量。随着临床营养学科的发展，住院患者的营养筛查与评估已纳入大多数医院的入院常规筛查项目。老年营养不良最主要的临床表现是老年营养不足、营养过剩或营养失衡。本节内容主要介绍老年营养不足。

二、老年营养评估的目的及意义

随着老年人生理机能的退行性改变，老年人营养不良的发生率偏高，对患者本人、家庭及社会造成了沉重负担。因此，及早地对老年人群进行营养筛查与评估显得尤为重要。运用老年人营养筛查和评估方法，及时发现老年人有无营养不良风险、营养不良的危险程度，为医护人员对老年人营养不良的治疗提供依据，同时根据营养风险进行定时监测、做好营养宣教，对存在营养不良的老年人进行科学有效的营养干预，从而降低老年人营养不良的发生率，提高老年人的生活质量。

三、老年营养评估的内容

（一）健康史

1. 进食情况

询问老年人近期的进食情况，如食欲、食量、食物品种、咀嚼功能、味觉功能、嗅觉功能等。

2. 患病情况

目前是否患有代谢亢进性疾病、消耗性疾病或吸收不良性疾病，疾病严重程度及主要的治疗、护理措施。

3. 服药情况

是否正在服用引起食欲减退的药物，如排钾类利尿药、地高辛、秋水仙碱、奎尼丁、肼屈嗪、维生素 A 等；引起恶心的药物，如抗生素、茶碱、阿司匹林等；增加能量代谢的药物，如甲状腺素制剂等。

（二）营养缺乏—消瘦的状况

1. 临床表现

评估老年人是否存在疲倦、烦躁、体重减轻、抵抗力降低、伤口难以愈合，是否存在水肿、腹水等严重水肿的营养不良表现。

2. 影响因素

（1）生理因素：老年人味觉功能下降，多伴有嗅觉功能低下，不能或很难闻到食物的香味，影响食欲。牙齿欠缺以及咀嚼肌群的肌力低下可影响咀嚼功能，导致进食量不足。对食物消化吸收功能下降，导致食物不能有效的被机体利用。此外，疾病特别是消化性溃疡，癌症，严重的心、肾疾病，糖尿病等均可引起老年人营养缺乏。

（2）心理因素：心理因素会影响老年人的食欲，孤独、悲伤、厌世等使老年人食欲下降。老年人离开家人入住养老机构或医院后感到不适应。此外，老年痴呆、精神异常等也会影响其进食。

（3）社会因素：老年人的社会地位、经济实力、生活环境以及价值观等对其饮食影响很大。缺乏营养知识可导致偏食、营养失衡；生活困难可导致饮食种类和数量减少；独居老人或高龄老人，可因采购或烹饪食物困难导致营养缺乏。

（三）辅助检查

常根据原发疾病的情况进行辅助检查。可进行对以下指标的检测。

1. 体质指数（Body Mass Index，BMI）

体质指数是目前国际上常用的衡量人体胖瘦程度的标准。公式为：BMI = 体重（kg）/ 身高（m）^{2}。体质指数在 17～18.4 为轻度消瘦，BMI 在 16～16.9 为中度消瘦，BMI 低于 16 为重度消瘦。

2. 血清蛋白质含量

血清白蛋白为 2.9～3.5g/L 表示轻度营养不良，2.1～2.8g/L 表示中度营养不良，低于 2.1g/L 表示重度营养不良。

四、老年营养评估的方法及工具

我国标准化临床营养工作流程中提到，患者入院进行营养筛查与评估是临床营养诊疗、营养干预的首要前提。营养评估的关键就是正确地使用各种营养评估方法及各类营养评估量表。

（一）常用的营养评估方法

在提出营养筛查量表和评估量表并运用以前，我国主要通过人体测量、生化及实验室检查、临床检查、膳食调查等多项方法来判定人体的营养状况，确定营养不良的类型及程度，估计营养不良所致后果的危险性，监测营养治疗的疗效。

运用临床检查来评估老年人的营养状况是多方面的，通常通过病史采集和体格检查来发现患者是否存在营养不良的问题。其中病史采集包含疾病史、用药史、精神及生理功能评估等；体格检查则通过判断老年人体内脂肪、肌肉萎缩程度、皮肤弹性情况及有无水肿等营养不良的特征性表现，来判断营养不良的程度。

1. 人体测量

人体测量是一种较容易获得、反映老年人营养状况的方法，通过无创性操作了解机体的脂肪、肌肉储备情况，从而更好地判断营养不良状况、监测营养治疗及提示临床预后。人体测量的指标包括身高、体重、BMI值（体质指数）、皮褶厚度、各种围度及人体成分测量等。值得注意的是，由于老年人机体组成发生改变，这些指标在老年人营养状况评估中存在一定的局限性。

（1）身高的测量

直接测量法：测定时患者赤足，足底与地板平行，足跟靠紧，足尖外展60°，背伸直，上臂自然下垂。测量者将标示与颅顶点接触，读数记录，以cm为单位。

间接测量法：当老年人存在驼背、肌肉萎缩或其他疾病因素而影响身高的测量时，可采用膝高测量。屈膝90°，测量从骸骨中点（pc）至地面的垂距，用下述公式计算出身高，国内推荐公式如下。

男性身高（cm）= 62.59+［0.01× 年龄（岁）］+［2.09× 膝高（cm）］

女性身高（cm）= 69.28+［0.02× 年龄（岁）］+［1.50× 膝高（cm）］

（2）体重的测量

测量前应用标准尺码检验和校对电子体重计的准确度和灵敏度。被测者清晨空腹，排空大小便，穿单衣裤立于体重秤中心，读数记录，以kg为单位。如需称量长期卧床不起的老年人时，可采取卧床病人专用秤、轮椅体重秤、主观估量等方法进行测量。

（3）体质指数的测量

体质指数被公认为是反映营养不良和肥胖症的可靠指标。其计算公式为：BMI=［体重（kg）］/［身高（m）］^{2}。由于老年人脊柱生理性弯曲，无法测量出准确的身高，因此在老年人群中使用BMI值测量方法的效果不佳。

（4）各种围度的测量

各种围度的测量包括三头肌皮褶厚度（triceps skinfold thickness，TSF）测量、上臂围（mid-upperarm circumference，MAC）测量、腰围（waist circumference，WC）测量、臀围（hip circumference，HC）测量和小腿围（calf circumference，CC）测量等。其中，在对卧床老年人进行测量时，测量其上臂围（MAC）和小腿围（CC）被认为能有效评估老年人的营养状况。

2. 生化及实验室检查

生化及实验室检查是通过测定血浆蛋白、氮平衡、肌酐身高指数及免疫功能等来评估老年人是否存在营养不良风险。其中血清白蛋白、前白蛋白、淋巴细胞总数、转铁蛋白和视黄醇结合蛋白已被公认为是营养评定的实验室指标。其中，血清白蛋白能有效反映疾病的严重程度和预测手术的风险，但由于其半衰期较长，一般为2～3周，因此反应营养状态的敏感性差。而前白蛋白的半衰期约为2天，在蛋白质的急性改变方面较血清白蛋白更为敏感，目前已成为评价营养状况和监测营养支持效果的一个重要参考指标。

3. 膳食调查

膳食调查通过称重法、24小时回顾法、食物频率问卷法和记账法等来了解老年人的饮食结构。这几种方法各有特点，食物频率问卷法可以反映群体及个体的食物摄入情况，比较适用于研究膳食与健康的关系；而要评估个体和群体的食物和营养素的摄入量则以24小时回顾法和记账法为好；如果条件允许，可以采用称重法。

（二）老年营养不良评估量表

常用的营养评估量表一般分为两种类型，即营养筛查量表和营养评估量表。其中营养筛查量表的用途是对患者营养状况的初筛，进而根据筛查结果，确定是否需要进行营养评估或营养干预。营养评估量表的用途是对患者营养状况的全面评估，结合患者的病情记录、人体测量、生化及实验室指标、膳食调查来评估患者是否存在营养不良或营养不良风险，再根据营养评估结果为临床医生和营养医师提供是否进行营养支持的依据。

结合老年人的具体情况，常用的老年营养筛查与评估量表有微型营养评价量表（Mini Nutritional Assessment，MNA）及（Mini Nutritional Assessment Short Form，MNA-SF）、主要营养筛查量表（Nutrition Sreening Initiative，NSI）、2002年营养风险筛查量表（Nutritional Risk Screening 2002，NRS 2002）、主观全面营养评定量表（Subjective Global Assessment，SGA）等。

1. 微型营养评价量表

微型营养评价量表（Mini Nutritional Assessment，MNA）是1994年由瑞士的Guigoz Y等人提出的，包括营养筛查和营养评估两部分，分别由人体测量、整体评定、膳食问卷和主观评定等18项问题构成，共30分。营养筛查部分设有6项问题，共14分，当筛查分数低于11分时，需继续完成营养评估部分。营养评估部分共有12项问题，共16分。当评估部分分数加上筛查部分分数后，总分低于17分为营养不良；总分在17～23.5分时存在营养不良风险。2003年它被欧洲肠外肠内营养学会（ESPEN）推荐用于进行老年人的营养评估。

但由于MNA内容较多，实际操作费时。为节省时间，美国用于的Rubenstein LZ等人在MNA的基础上设计了（Mini Nutritional Assessment Short Form，MNA-SF），筛选了6条最重要的项目进行评价，于2001年报告了这一研究结果的可行性。但由于部分老年人的特殊性，在运用 MNA-SF 评估时，老年人的身高和体重的测量有时难以完成，从而使 BMI 数据无法获取。鉴于此，国际 MNA 小组的 Kaiser 等人又对 MNA-SF 进行了改进，在 MNA-SF 的 6 条项目上增加了可选择的条目：小腿围（CC），形成了新版的 MNA-SF，于 2009 年报告出这一修订结果，使本表更方便对不能站立或不能称得体重的老年人进行使用。

MNA 项目详细、概括面广，更适用于做科学研究，而 MNA-SF 快速、简单、易操作，比较适合临床使用，尤其适合对老年人群的营养评估。研究证明，微型营养评价量表还可用于预测临床结局、病死率、就诊次数和住院费用等。

2. 主动营养筛查量表

主动营养筛查量表（Nutrition Sreening Initiative，NSI）是 20 世纪 90 年代美国膳食协会编制的。NSI 主要关注的是有明确营养风险的老年人并改善他们的营养状况，用于提高老年人对自身营养状况的认识并帮助进行常规的营养筛查。若营养评价总分为 0～2 分，则 6 个月后重新核对老年人的营养评分；若为 3～5 分，则有中等程度的营养风险，看看做什么改善老年人的饮食习惯和生活方式，可寻求老年支持办公室、老年营养项目、老年活动中心或健康部门提供帮助，3 个月后重新核对老年人的营养评分；若为 6 分及以上，则存在高度的营养风险，需在看医生、营养师或其他专业的健康服务人士时带上这份量表，与他们讨论存在的问题，并寻求帮助，以改善老年人的营养健康。NSI 内容简短、容易记分，可准确识别社区老年人是否存在营养不良的危险状况，但它不是一个临床诊断工具，不能代替对营养状况的综合评估。

3. 营养风险筛查量表

2002 年营养风险筛查量表（NRS 2002）是欧洲肠外肠内营养学会（ESPEN）提出并推荐使用的营养筛查工具，包括四个方面的评估内容，即人体测量、近期体重变化、膳食摄入情况和疾病的严重程度。NRS 2002 评分由三个部分构成，包括营养状况评分、疾病严重程度评分和年龄评分，三部分评分之和为总评分（70 岁以上加 1 分）。总分为 7 分，若 NRS 2002 的评分不低于 3 分，可确定患者存在营养不良风险。NRS 2002 量表突出的优点在于能预测营养不良的风险，并能前瞻性地动态地判断患者营养状态的变化，便于及时反馈患者的营养状况，并为调整营养支持方案提供证据。因此，NRS 2002 量表常被护理人员用于筛查社区和疗养院老年人营养状态的专业工具。不过，在对大规模老年人群（包括体形改变的老年人、卧床老年人等）运用该量表时，BMI 的获得方法（即如何准确获得老年人的身高和体重）需要根据实际情况调整。

4. 主观全面评定量表

主观全面评定量表（Subjective Global Assessment，SGA）是 Detsky 在 1987 年首先

提出的,是一种主观的评估方法。最初 SGA 是用于评估住院病人术后的营养状况,但后来也用于评估老年人的营养状况,它不需要生化分析,医务人员通过询问病人病史和使病人进行简单的体检而综合评估病人的营养状况。该量表无具体的评分标准,将营养状况分成营养良好,轻中度营养不良和重度营养不良。SGA 在很大程度上依赖评估者对有关指标如体重、肌肉、饮食方式等的主观判断,而无客观评估指标和标准,由此降低了它的特异性和准确性。

总之,以上常用的老年人营养不良评估方法及评估量表能有效地筛查和评估出将要发生营养不良或已经处于营养不良危险状况的老年人,是辅助临床人员对老年人营养评估的有效工具,能有效地帮助医护人员和各医疗机构建立相应的营养支持治疗方案和干预方法。但由于老年人群的特殊性,如何更科学、更合理、更人性化地对老年人进行定期营养筛查与评估,还有待我们持续探索和研究。

五、护理计划与实施

治疗与护理的总体目标是:患者食物的摄入量增加,机体的抵抗力提高;原发病得到控制;患者掌握饮食营养知识,能够描述营养不良的诱因;患者主动寻求医务人员、社区机构的援助,增进与社会的交往。

(一)一般护理

1. 饮食治疗与护理。补充足够的蛋白质和热量,烹调时注意食物的色、香、味。

(1)烹饪护理

①咀嚼、消化、吸收功能低下者的护理:蔬菜要切细,肉类最好制成肉末,采用炖或煮的方法,以利消化吸收。②吞咽功能低下者的护理:应选择有黏稠度的食物,避免噎呛,并注意合理搭配食物的种类。③味觉、嗅觉等感觉功能低下者的护理:烹调时可用醋、姜、蒜等调味品,以刺激食欲。

(2)进餐护理

空气应新鲜,尽量和他人一起进餐,不能自理者由照顾者协助喂饭,掌握喂饭速度。①上肢活动障碍者的护理:使用各种特殊的餐具,如老年人张口不大,可选用婴儿用的小勺加以改造。尽量维持老人使用筷子的能力,可用弹性绳子将两根筷子连在一起以防脱落。②视力障碍者的护理:向其说明餐桌上食物的摆放位置和种类并帮助其用手触摸以便确认,进食中应保护患者的安全,为引起老年人的食欲,应加重食物的味道和香味,可安排老年人与其家人或他人一起进餐。③吞咽功能低下者的护理:选择合适的体位,一般选择坐位或半坐位,偏瘫的老年人可采取健侧卧位,进食过程中应有人陪伴以防发生意外。进食前先喝水湿润口腔。

（3）鼻饲老年人的护理

胃管应消毒，食物应清洁；每次鼻饲前应确保胃管在胃内，可通过抽取胃液进行判断；对于卧床老年人，鼻饲前应抬高床头30°～50°，鼻饲后30～60分钟后再变动体位；每次鼻饲量不应超过250mL，间隔时间不少于2小时，温度应适宜，一般为38～40℃；每次鼻饲前后要注入少量温开水；经胃管喂药时必须使其溶于水中；长期鼻饲的患者应每日进行口腔护理，定期更换胃管。

2. 控制原发病。对原发病所致的营养不良，应积极治疗原发病，以阻断恶性循环，增强患者的免疫力。

3. 提供相关援助。对无力自行采购和烹制食物的老年人提供相应的帮助，如送菜上门或集体用餐。注意少量多餐的原则。

4. 定期测试相关指标。如定期测量体重（半个月1次）；根据医嘱定期测定血清蛋白量以及清蛋白与球蛋白的比值等。

（二）用药护理

对于因服用药物引起的营养不良，患者及其家属应在医师的指导下尽量调整药物的种类与剂量。

（三）心理调适

向患者讲解营养不良出现的原因，鼓励患者积极配合医师治疗原发病，有针对性地做好心理疏导，避免因精神紧张刺激而进一步加重症状。鼓励老年人参加有益的社交活动，调节情绪，保持心情愉悦。

（四）健康指导

1. 食品的选择与烹制必须新鲜、清洁。食品不宜在冰箱内长期存放。如老年人口感食物味淡，可在用餐时蘸醋或酱油，或提供一道重口味的菜品。羹汤类食物能增加与味蕾的接触，亦有利于提高食欲。

2. 根据食谱制作食物菜肴，制作时注意颜色的搭配。食物的色、香、味齐全有利于刺激食欲。经常更换不同的食品类型和不同的烹调方法，也有助于增进食欲。

3. 根据老年人的体力和年龄，指导其进行适度锻炼。两餐间可在室内或户外进行活动，有助于改善情绪，增进食欲。

知识链接 6-1

老年人营养不良常见原因

营养不良是老年人常见的临床综合征之一，常与痴呆、卒中、慢性阻塞性肺病、抑郁、帕金森病、心力衰竭等慢性病并存，两者互相影响，互为因果，进而形成恶性循环，使老年病人的感染率和失能率增加、住院时间延长、寿命缩短，增加社会和家庭的负担。目前，我国老年人中全面营养缺乏者极为少见，糖类、蛋白质、脂肪的缺乏者较少，但维生素、矿物质、微量元素和纤维素缺乏者多见。导致老年人营养不良的常见原因有消化功能减退、活动能力下降、各种急慢性疾病、服用多种药物、饮食方式不当、情绪因素影响等。营养不良加速了衰老过程，应引起高度重视。

第三节　睡眠障碍的评估

案例6-3

许某，女性，62岁。6个月前因家中拆迁问题未妥善解决，长期奔走无果，自觉受到不公平待遇，初时闷闷不乐、情绪低落，反复思虑此事后，渐渐出现自责自罪感，感觉因自己未能处理好而导致家庭陷入现在的境地。患者注意力集中困难，常走神，易疲劳，对以往喜好的事物的兴趣渐失。1个月前患者出现入睡困难问题，需2～3小时才可入睡，且易惊易醒、多噩梦、早醒，每日睡约3～5小时，日间感到疲乏、精力不足，自感记忆力下降，注意力常不能集中，伴头晕头胀，影响日常工作和生活。

请问：引起许女士睡眠障碍的因素是什么？

一、老年睡眠障碍的定义

老年睡眠障碍（sleep disorder）指睡眠量及质的异常，或在睡眠时出现某些临床症状，也包括影响入睡或保持正常睡眠能力的障碍，如睡眠减少、睡眠过多以及异常的睡眠相关行为。

二、睡眠障碍评估的目的及意义

睡眠障碍评估的目的与意义是：协助老年患者获得最佳睡眠，以促进疾病的康复；对患者的睡眠情况进行综合评估，制订个体化的护理计划，指导并帮助患者达到获得良好睡眠的目的；充分利用睡眠障碍评估量表，制订睡眠护理评估标准，规范睡眠障碍的护理及评价；根据患者的实际情况，结合疾病特点，制订预防老年人睡眠障碍的护理计划。

三、老年睡眠障碍评估的内容

老年睡眠障碍评估的内容主要包括睡眠状况、疾病史、心理社会状况评估。

（一）睡眠状况

1. 作息时间：如每天需要的睡眠时间、就寝时间、起床时间等。
2. 睡眠质量：如睡眠深度、夜间醒来的次数及原因、睡眠中是否有异常情况（呼吸暂停、失眠等）、睡眠效果。
3. 睡眠习惯：如是否需要午睡及午睡时间，睡前是否需要服用睡眠药物及药物的名称和剂量，对温湿度、光线等的需求。

（二）疾病史

了解患者的疾病史、用药史，明确患者是否有影响睡眠的疾病及是否有服用影响睡眠或帮助睡眠的药物。

（三）心理社会评估

评估患者的心理社会状况，如性格特征、与子女的关系、有无配偶、有无家庭的重大事件、精神状态等。

四、睡眠障碍评估工具

匹兹堡睡眠质量指数量表（Pittsburgh Sleep Quality Index，PSQI）由美国匹兹堡大学医学中心精神科睡眠和生物节律研究中心睡眠专家Buyse等人于1993年编制，该量表将睡眠的质和量相结合，适用于对睡眠障碍患者、精神障碍患者以及一般人群的睡眠质量评价，我国的刘贤臣等人于1996年将量表译成中文，并进行了信效度检验，PSQI有较好的内部一致性、重测信度和效度，且与多导睡眠脑电图的测评结果相关性较高。

PSQI用于评价个体最近一个月的睡眠质量，由9个自评问题和5个他评条目组成，包括7个因子，即主观睡眠质量、入睡时间、睡眠时间、睡眠效率、睡眠紊乱、使用催眠药物、日间功能紊乱，每个因子按0～3分计分，0分指没有困难，3分指非常困难，各因子计分方法见表6-1。将7个因子得分相加总分0～21分，得分越高，表明睡眠质量越差，总分>7分，表明存在睡眠问题。

表6-1　匹兹堡睡眠质量指数量表

下面一些问题是关于您最近1个月的睡眠情况，请选择回填写最符合您近1个月实际情况的答案。请回答下列问题：

1. 近1个月，晚上上床睡觉通常是 _____ 点钟			
2. 近1个月，从上床到入睡通常需要 _____ 分钟			
3. 近1个月，早上通常起床时间 _____ 点钟			
4. 近1个月，每夜通常实际睡眠时间 _____ 小时（不等于卧床时间）			
5. 近一个月，您有没有因下列情况而影响睡眠，请从①②③④四项中选一项，在下面划"√"：			
a. 入睡困难（30分钟内不能入睡）	①无	②不足1次/周	③1～2次/周　④3次或以上/周
b. 夜间易醒或早醒	①无	②不足1次/周	③1～2次/周　④3次或以上/周

(续表)

c. 夜间去厕所	① 无	② 不足 1 次 / 周	③ 1~2 次 / 周	④ 3 次或以上 / 周
d. 呼吸不畅	① 无	② 不足 1 次 / 周	③ 1~2 次 / 周	④ 3 次或以上 / 周
e. 咳嗽或鼾声高	① 无	② 不足 1 次 / 周	③ 1~2 次 / 周	④ 3 次或以上 / 周
f. 感觉冷	① 无	② 不足 1 次 / 周	③ 1~2 次 / 周	④ 3 次或以上 / 周
g. 感觉热	① 无	② 不足 1 次 / 周	③ 1~2 次 / 周	④ 3 次或以上 / 周
h. 做恶梦	① 无	② 不足 1 次 / 周	③ 1~2 次 / 周	④ 3 次或以上 / 周
i. 疼痛不适	① 无	② 不足 1 次 / 周	③ 1~2 次 / 周	④ 3 次或以上 / 周
j. 其他影响睡眠的事情	① 无	② 不足 1 次 / 周	③ 1~2 次 / 周	④ 3 次或以上 / 周
如有请说明：				
6. 近 1 个月您的睡眠质量	① 很好	② 较好	③ 较差	④ 很差
7. 近 1 个月，您用药物催眠的情况	① 无	② 不足 1 次 / 周	③ 1~2 次 / 周	④ 3 次或以上 / 周
8. 近 1 个月，您常感到困倦吗	① 无	② 不足 1 次 / 周	③ 1~2 次 / 周	④ 3 次或以上 / 周
9. 近 1 个月，您做事情的精力不足吗	① 没有	② 偶尔有	③ 有时有	④ 经常有
睡眠质量得分（　　），入睡时间得分（　　），睡眠时间得分（　　），睡眠效率得分（　　），睡眠障碍得分（　　），催眠药物得分（　　），日间功能障碍得分（　　），PSQI 总分（　　）				
检查者：				

五、护理计划与实施

治疗与护理的总体目标是：①协助老年患者获得最佳睡眠，以促进疾病的康复；②制订个体化的护理计划，指导并帮助患者达到获得良好睡眠的目的；③结合疾病特点，制订预防老年人睡眠障碍的护理计划。

（一）加强老年人睡眠知识的宣教

告知患者睡眠障碍发生的原因，引起患者对睡眠问题的重视；对患者进行睡眠控制指导，如只有在睡眠时才上床、上床后不做睡眠以外的事等；卧床 20 分钟后仍无法入睡，可起床尝试做单调的事情，出现睡意时再回卧室；按时起床，控制日间睡眠时间。

（二）保证良好的睡眠环境

患者入院时，了解患者对睡眠环境的要求，向其介绍病房环境，如空调、光线的使用与控制，使其能自主控制睡眠环境，保障睡眠质量；护士合理安排护理工作时间，尽量避免在患者午睡时或夜间进行操作，防止患者出现睡眠中断的现象；应将影响睡眠的噪声如开关门声、电话铃声、监护仪器声等降到最小；夜间拉上窗帘，暗化楼道、病室、病房、楼道夜间可采用地灯，病室尽量采用壁灯，治疗时避免光线照到患者头、面部；保障病房空气的流动，及时开窗通风，消除异味对患者睡眠的影响；患者床铺保证安全、舒适，老年患者的要加床挡，以保证其睡眠环境的安全性。

（三）合理用药

遵医嘱合理用药。护士应掌握安眠药的种类、功效、服用方法、对睡眠的影响及不良反应等，注意观察患者在服药期间的睡眠改变情况及不良反应，并及时通知医生予以处理。目前临床常用的安眠药物包括以下几种。

1. 苯二氮䓬类：如地西泮（安定）、艾司唑仑（舒乐安定）等，此类药物通过改变睡眠结构，即延长总睡眠时间、缩短睡眠潜伏期而起到安眠作用。但研究显示，老年人对地西泮等长效苯二氮䓬类药物的敏感性更高，代谢更慢，并且此类药物有增加认知功能损害、易使老年人跌倒等风险。因此，不建议在老年人中使用。

2. 巴比妥类：如苯巴比妥、异戊巴比妥等，此类药物安全范围窄、成瘾性强，对肝脏毒性大，停药后易出现戒断症状，且药量增大易引起呼吸抑制，因此，应慎重使用。

3. 三溴合剂：多用于神经衰弱引起的焦虑和失眠，但由于其排泄缓慢，长期应用可导致蓄积性中毒。

4. 抗精神病药物：大多有镇静作用，使用时应注意剂量不宜过大，短期内应用，症状改善后逐渐减小剂量至停药。

5. 维生素B1：可应用于入睡困难的患者，小剂量于睡前30分钟口服，因其不属于镇静催眠药，因此无其他安眠药的不良反应，但有镇静安眠的作用，如需长期服用安眠药的患者，可考虑用维生素B1替代。

6. 其他类：唑吡坦，仅有镇静催眠作用，短期服用不良反应较小，不会产生药物依赖及戒断反应，主要用于失眠患者的短期治疗。

另外，采用中医进行辨证论治可显著改善患者入睡困难，对早期失眠症状较为明显，并能改善睡眠质量，延长睡眠时间到患者的生理睡眠需求，对于服用中药的老年患者，护士应主要观察药物的不良反应，如嗜睡头晕、口干头疼等。

（四）培养良好的睡眠习惯

护士与患者针对睡眠问题及时沟通，分析影响患者睡眠的因素，共同建立作息时间表及睡眠日志，即详细记录患者的睡眠时间、起床时间、觉醒次数等，以便及时发现原因对症处理及指导用药；根据患者的生物节律性调整作息时间，合理安排日间活动，适当增加锻炼，减少日间睡眠；睡前避免饮用咖啡、浓茶以及含酒精的刺激性饮料，且告诫患者晚餐不宜过量摄入不易消化的食物；睡前避免剧烈活动或观看紧张刺激性节目，阅读或听柔和的音乐，放松身心，帮助快速进入睡眠状态。

（五）心理支持

老年人群受离退休、疾病、丧偶等负性生活事件影响，心理应激导致生理警觉水平提高，影响入睡和睡眠时间的维持。护士可尝试根据患者的年龄、职务、文化程度等进行床位的安排，使同病房患者有共同语言，减少患者的失落感；鼓励患者积极参加科室的文体活动，向护士及家人倾诉内心想法，舒缓郁闷，消除焦虑和其他不良情绪；观察记录老年人的睡眠形态、伴随的症状及程度，及时与患者沟通，保证患者高质量的睡眠。

（六）积极治疗基础疾病

做好基础护理，配合医生治疗原发病；防止并发症的发生，保障患者良好的睡眠。

第四节　尿失禁的评估

案例 6-4

李某，女性，68 岁，15 年前开始在咳嗽、大笑、打喷嚏、抬重物时，发生不自主漏尿，并随着健康状况的好坏时轻时重。患者在中秋时开始症状加重，询问后得知其在中秋时发生肺部感染，持续咳嗽 2 周，漏尿症状有所加重。患者育有 2 女，为产钳助产。

请问：李女士尿失禁的主要病因有哪些？

一、老年尿失禁的定义

尿失禁（urinary incotinence，UI）是指由于膀胱括约肌的损伤或神经功能障碍而丧失排尿自控的能力，使尿液不受主观控制而自尿道口溢出或流出的状态。

尿失禁是老年人中最为常见的健康问题，不同性别、民族、种族中的尿失禁发生率都随着年龄的增加而增高。据报道，全世界约有 2500 万人患有尿失禁。其中老年女性的发病率高于男性，TopinkovaK 等对多国护理之家的 280271 个病例资料调研显示，尿失禁的比例为 40.9%（日本）～60.2%（法国）。我国近年报道，60 岁女性尿失禁发生率达 55.3%。尿失禁对大多数老年人的生命无直接影响，但是它所造成的身体异味、反复尿路感染及皮肤糜烂等，是导致老年人发生孤僻、抑郁等心理问题的原因之一；而且它还对患者及其家庭、卫生保健人员以及社会带来沉重的经济负担和精神负担，严重影响老年患者的生命质量。

二、老年尿失禁评估的目的及意义

（一）老年尿失禁评估的目的

评估老人尿失禁程度，判断其生活自理能力，依据评估结果制订治疗和护理计划，同时通过评估评定治疗效果。

（二）老年尿失禁评估的意义

通过询问病史了解症状，评估引起患者尿失禁的各种原因，了解患者的排尿功能和预后相关的影响因素，指导医生、护士选择干预措施，最终使患者恢复健康或维持目前的健康状态，提高老年人的生存质量。

三、老年尿失禁评估的内容

（一）健康史

1. 一般资料

收集尿失禁患者的年龄、性别、家庭结构、社会参与、饮酒情况等基本信息。

2. 尿失禁的原因

（1）中枢神经系统疾患：如脑卒中、脊髓病变等引起的神经源性膀胱。

（2）手术创伤：如前列腺切除术、膀胱手术、直肠癌根治术等，可损伤膀胱及括约肌的运动或感觉神经。

（3）尿潴留：由前列腺增生、膀胱颈挛缩、尿道狭窄等引起。

（4）不稳定性膀胱：由膀胱肿瘤、结石、炎症、异物等引起。

（5）妇女绝经期后：雌激素缺乏引起尿道壁和盆底肌肉张力减退。

（6）分娩损伤：子宫脱垂、膀胱膨出等引起的括约肌功能减弱。

（7）药物作用：利尿药、抗胆碱能药、抗抑郁药、抗精神病药及镇静安眠药等药物的作用。

（8）心理问题：焦虑、抑郁等。

（9）其他：有无粪便嵌顿、活动情况等。

（二）尿失禁的状况

1. 排尿时是否伴发其他症状，如尿急、尿频（日间排尿超过7次）、夜尿、突然出现的排尿急迫感等。

2. 是否有诱发尿失禁的原因，如咳嗽、打喷嚏等。

3. 尿失禁发生的时间、失禁时流出的尿量及失禁时有无尿意等。

（三）辅助检查

根据情况选择相应辅助检查，包括：①尿常规、尿培养和生化检查；②测定残余尿量；③排尿期膀胱尿道造影、站立膀胱造影；④膀胱测压；⑤闭合尿道压力图；⑥必要时行膀胱压力、尿流率、肌电图的同步检查；⑦动力性尿道压力图；⑧尿垫试验；⑨排尿记录等。

（四）心理社会状况

尿失禁造成的身体异味、反复尿路感染及皮肤糜烂等，容易给患者及其家庭带来经济负担和精神负担。所以，有必要评估老年人是否有孤僻、抑郁等心理问题，是否已发生社会交往障碍，以及其家庭的经济负担和精神负担等。

四、老年尿失禁评估工具及使用方法

(一)尿失禁的评估量表

常用的评估量表有国际尿失禁咨询委员会研制的尿失禁问卷表简表(ICI-Q-SF),见表6-2。

表6-2 国际尿失禁咨询委员会尿失禁问卷简表(ICI-Q-SF)

许多患者时常漏尿,该表将用于调查尿失禁的发生率和尿失禁对患者的影响程度。仔细回想你近四周来的症状,尽可能回答以下问题。

1.姓名	
2.性别	
3.您的漏尿次数?(在空格内打√)	0 □ 从来不漏尿。 1 □ 一星期大约漏尿1次或经常不到1次。 2 □ 一星期漏尿2次到3次。 3 □ 每天大约漏尿1次。 4 □ 一天漏尿数次。 5 □ 一直漏尿。
4.我们想知道您认为自己漏尿的量是多少?在通常情况下,您的漏尿量是多少(不管您是否使用了防护用品)?(在空格内打√)	0 □ 不漏尿。 2 □ 少量漏尿。 4 □ 中等量漏尿。 6 □ 大量漏尿。
5.总体上看,漏尿对您日常生活影响程度如何?	请在0(表示没有影响)~10(表示有很大影响)之间的某个数字上画圈。 0 1 2 3 4 5 6 7 8 9 10
ICI-Q-SF评分(把第3、4、5个问题的分数相加):	
6.什么时候发生漏尿?(请在与您情况相符的空格内打√)	□ 从不漏尿。 □ 未能到达厕所就会有尿液漏出。 □ 在咳嗽或打喷嚏时漏尿。 □ 在睡着时漏尿。 □ 在活动或体育运动时漏尿。 □ 在小便和穿好衣服时漏尿。 □ 在没有明显理由的情况下漏尿。 □ 在所有时间内漏尿。

说明:把第3~5个问题的分数相加为总分。0分为无症状,不需要任何处理;1~7分为轻度尿失禁,不需要佩戴尿垫,可在医师或康复师指导下进行自控训练;8~14分为中度尿失禁,需要佩戴尿垫,可进行物理治疗或手术治疗。15~21分为重度尿失禁,严重影响正常生活和社交活动,需到专科医院或老年病医院系统治疗。

(二)排尿日记

老年人很难准确表述其排尿症状的特点,排尿日记能客观记录病人在规定时间内的排尿情况,其中包括一天排尿的次数,每次排尿的时间、排尿量,每天的饮水时间、饮水量,每天有没有尿失禁等情况。这个日记至少要记3天以上,见表6-3。

表6-3 饮水及排尿日记记录表

时间	进水量	漏尿	自排	导尿	尿失禁及伴随症状	其他

说明：
①进水量包括水、汤、果汁、粥等，每日总量不超过2000mL。
②临睡前3小时不饮水。
③自主排尿量请在"自排"栏上填上容量。
④尿湿裤子、尿湿床单、尿湿尿片，请分别在"漏尿"栏上填上+、++、+++。
⑤如尿中带血（▲）、尿有臭味（※）、混浊（·）、有沉淀物（√）、发热（×）等，请在"其他"栏上填上症状的相应符号。

（三）尿垫试验

1小时尿垫试验（国际尿控学会推荐方案），即使用尿垫，观察1小时内漏尿导致的尿垫重量增加的情况。患者于试验开始后1小时内不排尿，试验前预先放置称重后的干燥尿垫。

试验初期，15分钟内，病人喝500mL白开水，卧床休息。以后的30分钟病人行走、上下台阶。再以后的15分钟，病人应坐立10次，用力咳10次，跑步，拾起地面5个小物体，再用自来水洗手1分钟。在试验结束时，将放置的尿垫称重，要求病人排尿并测尿量。

评估结果判断：①尿垫增重大于1g为阳性；②尿垫增重大于2g时注意有无称重误差、出汗和阴道分泌物；③尿垫增重小于1g提示基本干燥或实验误差。

五、护理计划与实施

老年人尿失禁的发生常是多种因素共同作用的结果，故在治疗尿失禁时应遵循个体化原则，针对不同的情况采取治疗措施。治疗与护理的总目标是：①患者日常生活需求得到满足；②行为训练及药物治疗有效，患者信心增强、能正确使用外引流和护垫、做到饮食控制及规律的康复锻炼等；③患者接受现状，积极配合治疗护理，恢复参与社交活动。

（一）护理用具的选择及使用方法

1. 护垫、纸尿裤。最为普遍且安全的方法，可以有效处理尿失禁的问题，既不影响患者翻身及外出，又不会造成对尿道及膀胱的损害，也不影响膀胱的生理活动。注意每次更换时用温水清洗会阴和臀部，防止尿湿疹及压疮的发生。

2. 避孕套式接尿袋。其优点是不影响患者翻身及外出，主要适用于男性老年人。选择适合患者阴茎大小的避孕套式尿袋,勿过紧。在患者腰间扎一松紧绳,再用较细的松紧绳的一头在避孕套口两侧妥善固定,另一头固定在腰间松紧绳上,尿袋固定高度要适宜,防尿液反流入膀胱。

3. 保鲜膜袋。其优点是透气性好,价格低廉,引起泌尿系统感染及皮肤改变的情况较少,适用于男性尿失禁患者。使用方法:将保鲜膜袋口打开,将阴茎全部放入其中,取袋口对折系一活扣,系时注意不要过紧,留有 1 指的空隙为佳。使用时注意选择标有卫生许可证、生产日期、保质期的保鲜膜袋。

4. 一次性导尿管和密闭引流袋。适用于躁动不安及尿潴留的患者,优点在于为患者翻身按摩、更换床单时不易脱落;缺点是护理不当易造成泌尿系统感染,长期使用会影响膀胱的自动反射性排尿功能。因此,在护理上必须严格遵守无菌操作的要求,尽量缩短导尿管留置的时间。

(二) 协助行为治疗

协助行为治疗包括生活方式干预、盆底肌肉训练、膀胱训练。

1. 生活方式干预。如合理膳食、减轻体重、戒烟、规律运动等。

2. 盆底肌肉训练。可分别在不同体位时进行训练。

(1) 站立:双脚分开,与肩同宽,尽量收缩骨盆底肌肉并保持 10 秒,然后放松 10 秒,重复收缩与放松 15 次。

(2) 坐位:双脚平放于地面,双膝微微分开,与肩同宽,双手放于大腿上,身体微微前倾,尽量收缩骨盆底肌肉并保持 10 秒,然后放松 10 秒,重复收缩与放松 15 次。

(3) 仰卧位:双膝微屈约 45°,尽量收缩骨盆底肌肉并保持 10 秒,然后放松 10 秒,重复收缩与放松 15 次。

3. 膀胱训练。可增加膀胱容量,以应对急迫性的感觉,并延长排尿间隔时间。具体步骤如下:

(1) 让患者在白天每小时饮水 150～200mL 左右,并记录饮水量及饮入时间。

(2) 根据患者平常的排尿间隔,鼓励患者在急迫性尿意感发生之前如厕排尿。

(3) 若能自行控制排尿,2 小时没有尿失禁现象,则可将排尿间隔再延长 30 分钟。直到将排尿时间逐渐延长至 3～4 小时。

(三) 用药护理

1. 了解治疗尿失禁的药物。一线药物包括托特罗定、曲司氯铵和索利那新等。其他药物包括:① M 受体拮抗剂,如奥昔布宁等;②镇静抗焦虑药,如地西泮、氯丙嗪等;③钙拮抗剂,如维拉帕米、硝苯地平等;④前列腺素合成抑制剂,如吲哚美辛等。

2. 指导老年人遵医嘱正确用药,详细具体地讲解药物的作用及注意事项,并告知患者不要依赖药物，要配合功能锻炼。

（四）手术护理

各种非手术治疗失败者，或伴有盆腔脏器脱垂、尿失禁等，严重影响生活质量者可采用手术治疗。手术方法不断更新，根据患者具体情况选择不同手术方法。对需要手术治疗的患者，做好相应的术前、术后护理和术后康复指导。

（五）心理调适

从患者的角度思考及处理问题，建立互信的护患关系。注重患者的感受，进行尿失禁护理操作时用屏风等遮挡保护其隐私。尊重患者的保密意愿，先征得老年人同意后，才可以就其健康问题与其亲友或照顾者交谈。向患者及家属讲解尿失禁问题的处理方法，增强老年人应对尿失禁的信心，减轻老年人的焦虑情绪，同时顾及老年人的尊严，用心聆听老年人抒发困扰及愤怒情绪，帮助其舒缓压力。

（六）健康指导

1. 皮肤护理。指导患者及其照护者及时更换尿失禁护理用具；注意会阴部卫生，每日用温水擦洗，保持会阴部皮肤清洁干燥；通过变换体位、减轻局部受压、加强营养等方式，预防压疮等皮肤问题的发生。

2. 饮水。向老年人解释尿液对排尿反射刺激的必要性，保持每日摄入的液体量在2000～2500mL之间或左右，适当调整饮水时间和量。睡前限制饮水，以减少夜间尿量。避免摄入有利尿作用的咖啡、浓茶、可乐、酒类等饮料。

3. 饮食与大便管理。告诉老年人宜均衡饮食，保证足量热量和蛋白质供给；摄取足够的纤维素，必要时用药物或灌肠等方法保持大便通畅。

4. 康复活动。鼓励老年人坚持做盆底肌肉训练、膀胱训练、健身操等活动，减缓肌肉松弛，促进尿失禁的康复。

5. 其他指导。老年人的卧室尽量安排在靠近厕所的位置，夜间应有适宜的照明灯，厕所应设有与痴呆、认知障碍相关的标识。必要时指导老年人按医嘱使用药物。

知识链接 6-2
现代尿失禁手术方法

现代学者对尿失禁的机制从腹压传递障碍、膀胱顺应性改变、逼尿肌功能受损、尿道括约肌结构及功能异常、神经系统障碍等几个层面做了大量研究，提出了诸如膀胱过度活动、膀胱尿道的黏弹性、盆底功能障碍、尿道中段悬吊理论等新理论，开发了一系列新的手术治疗方法：①经阴道前壁韧带筋膜吊带术；②经阴道无张力尿道中段悬吊术；③经闭孔阴道尿道中段吊带术；④经阴道尿道—耻骨悬吊术；⑤内镜下注射胶原物；⑥

射频治疗尿失禁;⑦急迫性尿失禁的微创式骶神经调控术等。

来源:卫中庆,宋涛,van Kerrebroek PEV. 男、女尿失禁手术治疗进展 [J]. 临床泌尿外科杂志,2006,21(2):154-157.

第五节　大便失禁的评估

案例 6-5

李某,女性,65 岁。腰椎间盘突出症病史 2 年。目前生命体征平稳,神清语利,自诉脐以下麻木,右下肢为著,小便不自知,大便失禁,查体发现痛觉、温度觉减退。患者非常焦虑和痛苦。

请问:李女士大便失禁的程度?

一、大便失禁的定义

老年人的机体功能衰退、肛门内括约肌松弛,老年大便失禁的发病率越来越高。老年大便失禁也叫肛门失禁,是指每天至少 2 次或 2 次以上不随意控制的排便和排气,粪便及气体不自主地流出肛门外,为排便功能紊乱的一种症状。老年大便失禁虽不直接威胁生命,但会造成病人身体和精神上的痛苦,严重地影响患者的生活质量。

二、大便失禁评估的目的及意义

(一)大便失禁评估的目的

发生大便失禁给护理工作带来一定难度,且容易发生皮肤损伤,引起皮肤或全身感染。大多数患者不会主动诉说有失禁症状,因此需要详细询问病史并进行周详的体检,从而了解大便失禁的严重程度和对生活质量的影响,为确定诊断和制定治疗方法提供可靠的依据。

(二)大便失禁评估的意义

通过询问病史了解症状,评估引起患者大便失禁的病因,了解患者的功能和预后相关的影响因素,指导医生、护士选择干预措施,最终使患者恢复健康或维持目前的健康状态,提高老年人的生存质量。

三、大便失禁评估的内容

(一)健康史

1. 一般资料。收集便失禁患者的年龄、性别、家庭结构、社会参与等基本信息。

2. 询问病史。通过询问了解老年人有无手术史、产伤史、外伤史，病程及治疗经过等，了解既往疾病情况以便作出判断。

3. 询问症状。通过对大便失禁老年人的询问，了解其排便的自控能力、有无便意、每天大便次数、自我护理条件，以便进一步了解其肛肠外症状，如排尿异常、脊柱情况、智力和精神状况等。

（二）肛门检查

肛门检查注意有无粪便污染、溃疡、湿疹、皮肤瘢痕、黏膜脱出、肛门扩张等情况。还可通过指诊观察肛门括约肌收缩力、肛门直肠环张力等。必要时通过内镜观察其直肠黏膜颜色，有无溃疡、炎症、出血、肿瘤、狭窄和肛瘘等。

（三）实验室检查

通过实验室检查盆底肌、耻骨直肠肌和肛门括约肌的功能，常用的检查方法主要有肛管直肠测压、肌电图、排粪造影、生理盐水灌肠试验、肛管超声图等。

四、大便失禁的评估工具及使用方法

大便失禁严重程度评估是根据患者能否随意控制大便以及大便失禁发生的频次来评估的。大便失禁 Wexner 评分量表评估过去 4 周内大便排出的性质（固体、液体、气体）、是否需要衬垫、对生活的影响以及大便排出的频次（无、少、有时、经常、总是），为医护人员采取相应的医疗、护理措施提供依据。大便失禁改良 Wexner 评分量表见表 6-4。

表 6-4 大便失禁改良 Wexner 评分量表

评分项目	从不	很少	有时	经常	总是
固体	0	1	2	3	4
液体	0	1	2	3	4
气体	0	1	2	3	4
是否需要衬垫	0	1	2	3	4
对生活的影响	0	1	2	3	4

评估时机：每周至少评估一次，遇病情变化则随时评估。
评分说明：
从不：在过去 4 周没有发生；
很少：在过去 4 周发生 1 次；
有时：在过去 4 周发生多于 1 次，但在一周内发生少于 1 次；
经常：每周发生次数多于 1 次，但每天少于 1 次；
总是：一天发生次数多于 1 次。
评分判定：0 分，大便能完全控制；1～3 分，大便能良好控制；4～8 分，大便轻度失禁；9～14 分，大便中度失禁；15～18 分，大便重度失禁；19～20 分，大便完全失禁。

五、护理计划与实施

大便失禁治疗与护理的总目标是：①患者日常生活需求得到满足；②行为训练有效，患者信心增强，能进行排便控制等；③患者接受现状，积极配合治疗护理，恢复参与社交活动。

1. 心理护理。患者往往较自卑，心理压力较大，需要护士的安慰、理解和帮助。
2. 保持病室环境整洁、空气清新。定时开窗通风，去除病室内的不良气味，使病人舒适。
3. 加强营养，增强患者体质。指导患者规律饮食饮水，增加食物中膳食纤维的含量，食物纤维不会被肌体吸收，但可以增加粪便体积，刺激肠蠕动，有助于肠道功能恢复。指导患者饮食以清淡为主，忌食刺激性食物或油腻的食物。
4. 皮肤护理。便后使用软纸擦拭，用温水清洗肛门周围皮肤，再擦油剂予以保护。及时更换被污染的床单、衣物。
5. 训练病人定时排便。了解病人排便时间的规律，观察其排便前的表现，如多数病人进食后排便，护士应在饭后及时给病人使用便器；对排便无规律者，酌情定时给予便器，以试行排便，逐步帮助病人建立排便反射。

第六节 便秘的评估

案例 6-6

赵某，男性，72岁。2年前，患者出现干硬、呈球状的大便，但每日仍可排便 1 次，便后有不尽感。患者在家自行服用麻仁软胶囊、乳果糖等药物进行治疗，用药后症状缓解，停药后复发。近 1 个月来，上述症状加重，伴腹胀、腹痛，服药无效，灌肠后可排便。自发病以来，患者食欲下降、食量减少，体重减轻，小便正常。

请问：引发赵先生便秘的因素有哪些？

一、便秘的定义

便秘（constipation）是指排便困难或排便次数减少，且粪便干结，便后无舒畅感。老年人便秘多数属于慢性便秘，慢性便秘常使用罗马 II 标准来诊断。罗马 II 标准为：在不用泻剂的情况下，过去 12 个月中至少 12 周连续或间断出现以下 2 个或 2 个以上症状即称为便秘，即：①大于 1/4 的时间排便费力；②大于 1/4 的时间粪便是团块或硬结；③大于 1/4 的时间有排便不尽感；④大于 1/4 的时间有排便时肛门阻塞感或肛门梗阻；⑤大于 1/4 的时间排便需用手协助；⑥大于 1/4 的时间每周排便少于 3 次。

便秘是老年人的常见症状，其便秘程度随年龄增长而加重。据资料统计，老年人的便秘发生率为 5% ～ 30%，长期卧床老年人可高达 80%，严重影响老年人的生命质量。此外，患者可能出现腹胀不适、食欲不振、心烦失眠和头晕等症状，最常见的并发症为粪石性肠梗阻。此外，还可能导致大肠癌、痔、乳腺癌、高血压等，甚至可能诱发心绞痛、脑血管意外等严重健康问题。

二、便秘评估的目的及意义

协助老年人认识便秘的危害性，了解自身便秘的原因，养成良好的生活习惯及排便习惯，避免便秘引起心脑血管等疾病危害。对提高老年人的健康水平和生活质量具有重要的意义。

三、便秘评估的内容

（一）健康史

1. 一般情况。收集患者的年龄、性别、饮食习惯、生活方式等基本信息。

2. 既往史。了解患者的疾病史、用药史、家族史等。

3. 便秘的原因。引起老年人便秘的原因很多，需从生理因素、不良的饮食习惯、生活方式、心理因素以及是否有并发症等方面进行评估。

（1）生理因素：随着年龄增加，老年人的食量和体力活动明显减少，胃肠道分泌消化液减少，肠管的张力和蠕动减弱，腹腔及盆底肌肉乏力，肛门内外括约肌减弱，胃结肠反射减弱，直肠敏感性下降，使食物在肠内停留过久，水分被过度吸收引起便秘。

（2）不良饮食习惯：①膳食纤维摄入不足。日常生活中，动物性食物摄入量多，谷类食物、膳食纤维的摄入量减少，使得肠道蠕动缓慢、排便不畅而造成便秘；②饮水不足。老年人口渴感觉迟钝，对体内高渗状态调节能力下降，易出现轻度脱水，增加便秘的危险；③不良的饮食行为。饮酒、喜食辛辣食物、饮水过少、偏食或挑食等不良的饮食行为与便秘的发生有关。

（3）活动减少：体力活动能促进肠道运动，有利于保持正常的排便习惯。老年人，特别是有慢性疾病或长期卧床不能自理的老年人，缺乏体力活动，肠内容物长时间停留在肠腔，水分被过度吸收而造成粪质干结，排便困难。

（4）药物作用：抗胆碱能药、阿片类镇痛药、非甾体类药物、利尿药、抗抑郁药、抗帕金森病药物等可抑制肠道运动；含铝和钙离子的制酸药、铋剂，可致肠内容物过度吸收水分而引起便秘。

（5）神经系统疾病和心理障碍：中枢和末梢神经病变可导致便秘，如帕金森病、糖尿病性自主神经病变等。此外，抑郁、焦虑等心理障碍及老年性痴呆者，主动排便能力下降。

（二）便秘的状况

1. 便秘的情况

询问便秘开始的时间，大便的频率、性状等。

2. 便秘的伴随症状

观察排便是否伴有口渴、恶心、腹胀、腹痛、会阴胀痛等；配合直肠指检以排除直肠、肛门的疾患。

3. 便秘的并发症

①粪便嵌塞：粪便持久滞留堆积在直肠内，坚硬不能排出。②粪瘤与粪石：粪质长期滞留在结肠形成坚硬的粪块称粪瘤，粪瘤钙化形成粪石。③粪性溃疡：粪块的滞留、粪石的嵌塞，可刺激结肠黏膜而成溃疡，易发生在直肠、乙状结肠，其次为横结肠，又称为"宿便性溃疡"。④大便失禁：持续便秘形成了粪块的阻塞，由于粪块不能继续运行，上段肠管内的静止粪便被肠管内微生物液化为粪水，这些粪水流到直肠末端，加之肛门内、外括约肌的舒缩功能下降，缺乏灵敏的调节，从肛门流出，造成大便失禁。⑤直肠脱垂：轻度者仅发生在排便时，还可自行还纳；患病日久，可造成肠黏膜糜烂、溃疡出血、黏液渗出，肛门功能失调。

（三）辅助检查

为了排除结肠、直肠病变及肛门狭窄等情况，可视情况选择结肠镜、直肠镜、钡剂灌肠、直肠肛门压力测定、球囊排出试验等。

（四）心理社会状况

精神紧张、压力大、失眠的老年人，与无此症状的老年人相比，便秘发生的危险性要增加30%～45%，故对于便秘老年人，需评估其心理社会压力等情况。

四、便秘评估工具及使用方法

常用的便秘评估工具有Wexner便秘评分量表、便秘患者生活质量量表（PAC-QOL）、功能性便秘的罗马Ⅲ诊断标准等。

1. Wexner 便秘评分量表

表 6-5　Wexner 便秘评分量表

分值	0	1	2	3	4
大便次数	1～2次/1～2天	2次/周	1次/周	＜1次/周	＜1次/月
排便时很痛苦	从不	很少	有时	常常	总是
不完全排空感	从不	很少	有时	常常	总是
腹痛	从不	很少	有时	常常	总是
每次排便时间（分）	＜5	5～10	10～20	20～30	＞30
协助排便类型	没有协助	刺激性泻药	手指排便或灌肠	—	—
每24小时排便不能成功的次数	从不	1～3	3～6	6～9	＞9
便秘持续时间（年）	0	1	2	3	4

说明：总分最高为30分，最低0分，分值越高表明便秘的程度越严重。

2. 便秘患者生活质量量表（PAC-QOL）

表 6-6　便秘患者生活质量量表（PAC-QOL）

下列问题与便秘的症状有关。在过去2周内，下面症状的严重程度或强度：	一点也不 1	有一点 2	一般 3	比较严重 4	非常严重 5
1. 感到腹胀	□	□	□	□	□
2. 感到身重	□	□	□	□	□
下列问题关于便秘与日常生活。在过去2周内有多少时间：	从不 1	偶尔 2	有时 3	多数时间 4	总是 5
3. 感到身体不舒服	□	□	□	□	□
4. 有便意但排便困难	□	□	□	□	□
5. 与他人在一起感到不自在	□	□	□	□	□
6. 因为便秘吃的越来越少吗	□	□	□	□	□
下列问题关于便秘与日常生活。在过去2周内，下面问题的严重程度和强度：	一点也不 1	有一点 2	一般 3	比较严重 4	非常严重 5
7. 必须关心吃什么	□	□	□	□	□
8. 食欲下降	□	□	□	□	□
9. 担心不能随意选择食物（如在朋友家时）	□	□	□	□	□
10. 出门在外，因在卫生间时间太长而感到不自在	□	□	□	□	□
11. 出门在外，因频繁去卫生间感到不自在	□	□	□	□	□
12. 总是担心改变生活习惯（如旅行、外出等）	□	□	□	□	□
下面问题与便秘的感觉有关。在过去2周内，下列症状出现的时间频率：	从不 1	偶尔 2	有时 3	多数时间 4	总是 5
13. 感到烦躁易怒	□	□	□	□	□
14. 感到不安	□	□	□	□	□
15. 总是困扰	□	□	□	□	□
16. 感到紧张	□	□	□	□	□
17. 感到缺乏自信	□	□	□	□	□
18. 感到生活失去控制	□	□	□	□	□

(续表)

下面问题与便秘的感觉有关。在过去2周内，下面问题的严重程度和强度：	一点也不 1	有一点 2	一般 3	比较严重 4	非常严重 5
19. 为不知何时排便而担心	□	□	□	□	□
20. 担心不能够排便	□	□	□	□	□
21. 因不排便而影响生活	□	□	□	□	□
下列问题关于便秘与日常生活。在过去2周内，下面症状出现的时间频率：	从不 1	偶尔 2	有时 3	多数时间 4	总是 5
22. 担心情况越来越糟	□	□	□	□	□
23. 感到身体不能工作	□	□	□	□	□
24. 大便次数比想象中的要少	□	□	□	□	□
下面问题关于满意度。在过去2周内，下面问题的严重程度和强度：	很满意 1	比较满意 2	一般 3	有点不满意 4	很不满意 5
25. 对大便次数的满意程度	□	□	□	□	□
26. 对大便规律的满意程度	□	□	□	□	□
27. 对事物经过肠道的时间的满意程度	□	□	□	□	□
28. 对以往治疗的满意程度	□	□	□	□	□

说明：总分最高为140分，最低为28分，分值越高表明便秘对患者的生活质量影响越大。

3. 功能性便秘的罗马Ⅲ诊断标准

表6-7 功能性便秘的罗马Ⅲ诊断标准

1. 必须符合以下2项或2项以上： （1）至少25%的排便感到费力； （2）至少25%的排便为干球状便或硬便； （3）至少25%的排便有肛门直肠阻塞感或梗阻感； （4）至少25%的排便需要手法帮助（如用手指助便、盆底支持）； （5）便次＜3次/周。 2. 在不使用泻药时很少出现稀便。 3. 没有足够的证据诊断IBS。

五、便秘的护理计划与实施

老年人便秘的治疗护理应针对引起便秘的原因进行。治疗和护理的总体目标是：①患者便秘缓解或消失；②患者形成良好生活习惯，定时排便；③患者掌握便秘护理知识，能描述引起便秘的原因；保证每日含纤维素食品和水分的摄入；坚持每日活动锻炼，预防便秘。

（一）排便护理

1. 指导老年人养成良好的排便习惯

①定时排便，早餐后或临睡前按时蹲厕，培养便意；有便意则立即排便；排便时取坐位，勿用力过猛；注意力集中，避免排便时看书看报；②勿长期服用泻药，防止产生药物依赖性；③保证良好的排便环境，便器应清洁而温暖。

2. 指导使用辅助器

为体质虚弱的老年人提供便器椅或在老年人面前放置椅背，提供排便坐姿的依托，减轻其排便不适感，并保证其安全。

3. 人工取便法

老年便秘者易发生粪便嵌顿无法自行排出时，需采取人工取便法。向患者解释清楚，嘱患者左侧卧位，戴手套，用涂上石蜡油的食指伸入肛门，慢慢将粪便掏出，取便完毕后清洁肛门。

4. 排便注意事项

指导患者勿忽视任何一次便意，尽量不留宿便；注意排便技巧，如身体前倾，心情放松，先深呼吸，后闭住声门，向肛门部位用力等。

5. 生物反馈疗法

该疗法通便成功率为 75%～90%。它将特制的肛门直肠测压器插入肛门内，可通过观察显示器获得许多信息，包括肛门括约肌压力、直肠顺应性、肛门直肠处的敏感性等，使患者能感觉到何时可有排便反应，然后再次尝试这种反应，启发排便感觉，达到排便目的。

（二）一般护理

1. 调整饮食结构

饮食调整是治疗便秘的基础。①多饮水，如无限制饮水的疾病，则应保证每天的饮水量在 2000～2500mL 左右。清晨空腹饮一杯温开水，以刺激肠蠕动。②摄取足够的膳食纤维，指导老人酌情添加粗制面粉、玉米粉、豆制品、芹菜及韭菜等，适当多吃带馅面食，如水饺、馄饨、包子等，既有利于保证更全面的营养，又可以预防便秘。③多食产气食物及维生素 B 丰富的食物，如白薯、香蕉、生蒜、生葱、木耳、银耳、黄豆、玉米及瘦肉等，利用其发酵产气，促进肠蠕动。④多摄入可润滑肠道食物，如对体重正常、血脂不高、无糖尿病的患者，可清晨空腹饮一杯蜂蜜水等。⑤少饮浓茶或含咖啡因的饮料，禁食生冷、辛辣、煎炸等刺激性食物。

2. 调整生活方式

改变静坐的生活方式，每天保持 30～60 分钟活动时间，卧床或坐轮椅的老年人可通过转动身体、挥动手臂等方式进行锻炼，同时养成在固定时间（早晨或饭后）排便的习惯。

3. 满足老年人私人空间需求

房间内居住两人以上者，可在床位间设置屏风或窗帘，便于老年人的排泄等需要。照顾老年人排泄时，只协助其无力完成部分，不要一直在旁守候，以免令老年人紧张而影响排便，更不要催促，以免令老年人精神紧张、不愿麻烦照顾者而憋便。

（三）用药护理

1. 口服泻药，原则是指导患者勿长期服用泻药，防止药物依赖性的发生。①宜用液状石蜡、麻仁丸等作用温和的药物，不易引起剧烈腹泻，适用于年老体弱、高血压、心力衰竭、动脉瘤、痔、疝、肛瘘等患者；②必要时根据医嘱使用刺激性泻药，如大黄、番泻叶、果导片等，由于这类泻药作用强，易引起剧烈腹泻，尽量少用，并在使用过程中注意观察。

2. 外用简易通便剂。老年患者常用简易通便剂，如开塞露、甘油栓、肥皂栓等，经肛门插入使用，通过刺激肠蠕动、软化粪便，达到通便效果。此方法简单有效，且易教会患者及其家属。

3. 灌肠法。严重便秘者必要时遵医嘱给予灌肠。

（四）心理调适

耐心听取患者的倾诉，取得患者的信任，反复强调便秘的可治性，增加患者的信心。及时发现并解决问题，增加患者的治疗信心。讲解便秘发生的原因，调节患者情绪，使其精神放松，避免因精神紧张刺激而引发便秘。鼓励患者参加集体活动，提高患者的家庭和社会支持水平。

（五）健康指导

1. 适当运动和锻炼

①参加一般运动：老年人根据自身情况参加运动，若身体条件允许，可适当参加体育锻炼，如散步、慢跑、太极拳等。②避免久坐久卧：避免长期卧床或坐轮椅等，如果不能自行活动，可以借助辅助器械，帮助其站立或进行被动活动。③腹部按摩：可做腹部按摩，取仰卧位，用手掌从右下腹开始沿顺时针向上、向左、再向下至左下腹，按摩至左下腹时应加强力度，每天2～3次，每次5～15圈，站立时亦可进行此项活动。④收腹运动和肛提肌运动：收缩腹部与肛门肌肉10秒后放松，重复训练数次，以提高排便辅助肌的收缩力，增强排便能力。⑤卧床锻炼方法：躺在床上，将一条腿屈膝抬高到胸前，每条腿练习10～20次，每天3～4回；从一侧翻身到另一侧10～20次，每天4～10回。

2. 建立健康的生活方式

①培养良好的排便行为，指导患者在晨起或早餐前排便，即使无便意，也要坚持蹲厕3～5分钟或用餐后1小时如厕。②改变不良饮食习惯，多食粗纤维含量高的食物，多饮水。③高血压、冠心病、脑血管意外患者应避免用力排便，若排便困难，要及时告知医务人员，采取相应措施，以免发生意外。

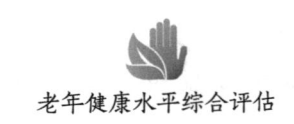

3. 正确使用通便药物

①容积性泻药服用的同时需饮水 250mL；②润滑性泻药也不宜长期服用，以免影响脂溶性维生素的吸收；③温和的口服泻药多在服后 6～10 小时发挥作用，故宜在睡前 1 小时服用；④复方聚乙二醇电解质散是一种新型的等渗性全肠灌洗液，通常 4 小时内导致腹泻，大量应用虽对水电解质平衡无明显影响，但因由 1000mL 液体配制，故会产生腹胀、恶心等不适；⑤使用简易通便剂时，老年人取左侧卧位，放松肛门括约肌，将药挤入肛门，保留 5～10 分钟后进行排便。

第七节　跌倒的评估

案例 6-7

李某，女性，76 岁。独居，傍晚时分邻居发现其跌倒在家门外，当时不能站立，自诉右髋部疼痛异常，送往医院。主诉既往高血压病史 20 余年，一直服用 2 种降压药，具体药名不详，双骨关节炎 5 年。前一次跌倒是在 2 个月前的如厕后，当时可站立和行走，无其他不适。入院后体格检查：体温 37.1℃，脉搏 80 次/分，呼吸 20 次/分，血压 150/85 mmHg，全身体检未见明显异常。X 线摄片检查显示老人股骨径骨折，完全移位。经积极治疗，好转出院。

请问：护理人员如何指导患者和家属预防再跌倒？

一、跌倒的定义

跌倒（fall）是一种不能自我控制的意外事件，指个体突发的、不自主的、非故意的体位改变，而脚底以外的部位停留在地上或者更低的平面上。按照国际疾病分类（ICD-10），跌倒分为两类：从一个平面至另一个（更低）平面的跌落；同一个平面的跌倒。

老年人跌倒发生率高，是老年人伤残和死亡的重要原因之一。世界卫生组织（WHO）指出，跌倒是老年人慢性致残的第三大原因。每年大约有 30% 的 65 岁以上的老年人发生过跌倒，约有 15% 的发生过 2 次以上跌倒，并伴有骨折、软组织损伤和脑部外伤等，因而导致老年人活动受限跌倒或死亡。在美国，老年人意外事故中有约 2/3 是由跌倒所致，每年因跌倒造成的医疗总费用超过 200 亿美元。在我国，跌倒是 65 岁以上老年人意外受伤的首位原因，按 30% 的发生率估算，每年将有 4000 多万老年人至少发生一次跌倒。

二、跌倒评估的目的及意义

（一）评估的目的

通过评估掌握患者的既往疾病状况，以及目前的症状、体征、功能损害程度、跌倒的危险因素等，同时明确患者的功能和预后相关的生活环境。依据评估结果，针对不同老人制定相应的治疗、康复和护理计划。

（二）评估的意义

通过专业人员对跌倒的评估，找出高危人群并能够干预这些危险因素，以减少跌倒的发生。帮助医生、护理人员、患者家属等清楚地了解患者跌倒的风险级别，制定治疗、康复、护理措施。老年人可以根据评估结果，纠正不健康的生活方式和行为，规避或消除环境中的危险因素，防止跌倒的发生。通过多学科团队的共同干预，提高老年患者的生活质量及生存质量，减轻家庭及社会的负担。

三、跌倒评估的内容

（一）健康史

1. 一般资料

收集跌倒者的年龄、性别及文化背景等基本信息。

2. 跌倒原因

跌倒是多种因素相互作用的结果，跌倒的可能性随着危险因素的增加而增加。跌倒的原因分为内在危险因素和外在危险因素两大类。

内在危险因素是主要来源于患者本身的因素，通常不易察觉且不可逆转，需仔细询问方可获知。内在危险因素主要分为以下几种。

（1）生理因素

①中枢神经系统：老年人智力、肌力、肌张力、反应能力、平衡能力、协同运动能力等降低，使跌倒的危险性增加。②感觉系统：老年人的视力、视觉分辨率、视觉的空间和深度觉、视敏度等下降；老年性传导性听力损失、老年性耳聋甚至耳垢堆积影响听力，老年人很难听到有关跌倒危险的警告声音；老年人触觉功能下降，前庭功能和本体感觉退行性改变，导致老年人平衡能力降低，从而增加跌倒的危险性。③步态：步态的稳定性下降也是引发老年人跌倒的主要原因。老年人缓慢踱步行走，造成步幅变短、行走不连续、脚不能抬到一个合适的高度等。④骨骼肌肉系统：老年人骨骼、关节、韧带及肌肉的结构、功能损害和退化是引发跌倒的常见原因。老年人骨质疏松会增加与跌倒相关的骨折发生率，尤其是跌倒导致的髋部骨折。

（2）病理因素

①神经系统疾病：脑卒中、帕金森、脊椎病、小脑疾病、前庭疾病、外周神经系统病变等。②心血管疾病：直立性低血压、脑梗死、小血管缺血性病变等。③影响视力的眼部疾病：白内障、偏盲、青光眼、黄斑变性等。④心理及认知因素：痴呆、抑郁症等。⑤其他：晕厥、眩晕、惊厥、偏瘫、足部疾病及足或脚趾的畸形等都会导致神经反射时间延长和步态紊乱；感染肺炎及其他呼吸道疾病、血氧饱和度下降、贫血、以及电解质平衡紊乱会导致机体的稳定能力受损；老年人泌尿系统疾病或其他伴随尿频、尿急、尿失禁等症状的疾病常使老年人如厕次数增加或发生排尿性晕厥等而增加跌倒的危险。

（3）药物因素

一些药物通过影响人的意识、精神、视觉、步态、平衡等方面而容易引起跌倒。可能引起跌倒的药物有：①精神类药物，如抗抑郁药、抗焦虑药、催眠药、抗惊厥药等；②心血管药物，如降压药物、利尿药、血管扩张药等；③其他药物，降糖药、非甾体类抗炎药、镇痛剂、多巴胺类药物、抗帕金森病药等。

（4）心理因素

沮丧、抑郁、焦虑、情绪不佳及其导致的社会隔离均可增加跌倒的危险。沮丧可能会削弱老年人的注意力，潜在的心理状态混乱也与沮丧相关，都会导致老年人对环境危险因素的感知和反应能力下降。另外，害怕跌倒也使行为能力降低、活动受限，影响步态和平衡能力而增加跌倒的危险。

外在危险因素与内在危险因素相比，外在危险因素更容易控制。外在危险因素主要分为以下几种。

（1）环境因素

①室内环境因素：如昏暗的灯光，湿滑、不平坦的地面，障碍物，不合适的家具高度和摆放位置，楼梯台阶，卫生间没有扶栏、把手等都可能增加跌倒的危险。②户外环境因素：台阶和人行道缺乏修缮、雨雪天气、拥挤等都可能引发老年人跌倒。③其他环境因素：居住环境发生改变、不合适的穿着和行走辅助工具、家务劳动（如照顾小孩）等也可能引发老年人跌倒。

（2）社会因素

老年人的教育和收入水平、卫生保健水平、享受社会服务和卫生服务的途径、室外环境的安全设计，以及老年人是否独居、与社会的交往和联系程度等都会影响其跌倒的发生。

3. 既往史

了解老年人过去是否有跌倒的历史和最近一次跌倒的情况，有无惧怕跌倒的心理，既往疾病及其诊治、用药等是否与跌倒有关。

（二）跌倒的状况

1. 跌倒现场状况

主要包括跌倒环境、跌倒性质、跌倒时着地部位、老年人能否独立站起、现场诊疗情况、可能的跌倒预后和疾病负担以及现场其他人员看到的跌倒相关情况等。

2. 跌倒后的身体状况

主要检查是否出现与跌倒相关的受伤。老年人跌倒后容易并发多种损伤，如软组织损伤、骨折等，故需要重点检查着地部位、受伤部位，并对老年人做全面细致的体格检查。详细检查其外伤及骨折的严重程度，同时进行头部、胸腹部、四肢等的全面检查，观察其生命体征、意识状态、面容、姿势等；检查听觉、视觉、神经功能等。

（三）辅助检查

根据需要做影像学及实验室检查，明确跌倒造成的损伤情况和引发跌倒的现存或潜在健康问题。实验室检查包括影像学检查、诊断性穿刺等。

（四）心理社会状况

除了解老年人的一般心理和社会状况外，要特别关注有跌倒史的老年人有无跌倒后恐惧心理，有这种心理的老年人往往因害怕再次跌倒而减少活动和外出，导致活动能力降低、活动范围缩小、人际交往减少。这既增加了再跌倒的危险，又对老年人的身心产生负面影响，致使其生命质量下降。

四、跌倒的评估工具及使用方法

跌倒评估工具用于评定老年人有无跌倒风险。人们希望通过对跌倒风险的评估找出高危人群并进行干预以减少跌倒的发生，提高老年人生活质量及生存质量。评估工具需由专门受过训练的人员来完成，既可用于对社区中老年人跌倒的风险筛查，也可用于对医疗机构中老年人跌倒风险的评估。

Morse 跌倒风险评估量表是由美国宾夕法尼亚大学 Janice Morse 教授等人于 1989 年研制，并在多个国家及地区医院使用。该量表是一个专门用于预测跌倒可能性的量表，通过观察多种功能活动来评价评定对象重心主动转移的能力，对评定对象的动态、静态平衡进行全面检查，是一个标准化的评定方法。该量表临床应用广泛，具有较好的信度、效度和敏感度。

Morse 跌倒风险评估量表包含 6 个动作项目，将每一评定项目分为不同的分值予以记分。最高分为 30 分，最低分为 0 分，总分为 125 分。见表 6-8。

表 6-8 More 跌倒风险评估量表

评估内容	评分标准	评估日期					
有无跌倒史	没有 =0 有 =25						
有无超过 1 个医学诊断	没有 =0 有 =15						
有无使用助行器具	没有需要 =0 卧床且不能主动转移 =0 由护士或其他人扶行 =0 使用拐杖、手杖、四角叉 =15 依扶家具 =30						
有无静脉输液/留置套管针/使用药物	没有 =0 有 =20						
步态	正常、卧床、轮椅代步 =0 虚弱无力 =10 功能受损 =20						
认知能力	正确了解自己的能力 =0 高估自己的能力、忘记自己受限制 =15						
总分:							
备注:							

说明:评分结果小于 25 分为低危跌倒风险;25~45 分为中危跌倒风险;大于 45 分为高危跌倒风险,对高危跌倒风险的患者每周评估 1 次。此外,老年人病情变化或使用易致跌倒药物时需重新评估;老年人转科后需要重新评估。

五、跌倒的护理计划与实施

总体护理计划:①做好跌倒后的正确处理和护理;②通过积极治疗原发病或干预危险因素,预防跌倒的再发生。

治疗和护理的具体目标:①患者跌倒后得到正确有效的处理和护理;②患者日常生活需求得到满足;③患者和(或)照顾者理解并识别跌倒的危险因素,能够主动进行自我防护和(或)他护;④患者对跌倒的恐惧心理好转或消除。

(一)紧急处理

老年人跌倒后,不要急于扶起,要分情况进行跌倒后的现场处理。

1. 检查确认伤情。 ①询问老年人跌倒情况及对跌倒过程是否有记忆,如不能记起跌倒过程,提示可能为晕厥或脑血管意外,需要行 CT、MRI 等检查确认;②询问是否有剧烈头痛或观察是否有口角歪斜、言语不利、手脚无力等,提示可能为脑卒中,处理过程中注意避免加重脑出血或脑缺血;③检查有无骨折,如查看有无肢体疼痛、肢体畸形、关节异常、肢体位置异常、感觉异常及大小便失禁等,以确认骨折情形,适当处置。

2. 正确搬运。如需搬运，应保证平稳，尽量保持平卧姿势。

3. 有外伤、出血者，立即止血包扎并进一步观察处理。

4. 如果老年人试图自行站起，可协助其缓慢起立，坐位或卧位休息，确认无碍后方可放手，并继续观察。

5. 查找跌倒危险因素，评估跌倒风险，制订防治措施及方案。

6. 对跌倒后意识模糊的老年人，应特别注意：①有呕吐者，将头偏向一侧，并清理口腔、鼻腔呕吐物，保证呼吸通畅；②有抽搐者，移至平整软地面或身体下垫软物，防止碰、擦伤，必要时使用牙垫等，防止舌咬伤，注意保护抽搐肢体，防止肌肉、骨骼损伤；③如发生呼吸、心跳停止，应立即进行胸外心脏按压、口对口人工呼吸等急救措施。

（二）一般护理

1. 病情观察。立即观察患者神志、心率、血压、呼吸等，警惕内出血及休克征象。严密观察患者生命体征、意识、瞳孔大小及对光反射，是否有口齿不清、打哈欠、跌倒后排泄情况，警惕有无颅脑损伤等。

2. 提供跌倒后的长期护理。大多数老年人跌倒后伴有不同程度的身体损伤，往往导致长期卧床。对于这类患者需要提供长期护理：①根据患者的日常生活活动能力，提供相应的基础护理，满足老年人日常生活需求；②预防压疮、肺部感染、尿路感染等并发症；③指导并协助老年人进行相应的功能锻炼、康复训练等，预防失用性综合征的发生，促进老年人身心功能康复，回归健康生活。

（三）心理调适

重点针对跌倒后出现恐惧心理的老年人进行心理护理。帮助其分析产生恐惧的原因，探讨是因为虚弱、身体功能下降还是自己或身边的老年人朋友有跌倒史，从而导致自己恐惧情绪的产生，并与其共同制订针对性的措施，以减轻或消除其恐惧心理。

（四）健康指导

跌倒的健康指导，着重于如何预防再次发生跌倒。积极开展预防老年人跌倒的指导干预，将有助于减少老年人跌倒的发生，减轻老年人跌倒所致伤害的严重程度。

1. 评估并确定危险因素、制订针对性指导措施。通过监测、调查或常规工作记录收集老年人跌倒信息，进行分析评估，确定老年人跌倒的危险因素；并根据国际公认的伤害预防策略，即教育预防策略、环境改善策略、工程策略、强化执法策略和评估策略五个原则，制订预防老年人跌倒的指导措施。

2. 健康指导内容。根据评估结果，指导老年人改变不健康的生活方式和行为，规避或消除环境中的危险因素，防止跌倒的发生。具体指导内容如下。

（1）增强防跌倒意识。加强防跌倒知识和技能的宣教，帮助老年人及其家属增强预

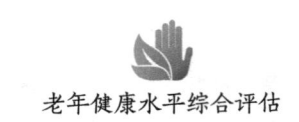

防跌倒的意识；告知老年人及其家属对发生跌倒时的不同情况的紧急处理措施，同时告知其在紧急情况发生时应如何寻求帮助等，做到有备无患。

（2）合理运动。指导老年人坚持参加适宜的、规律的体育锻炼，以增强其肌肉力量、柔韧性、协调性、平衡能力、步态稳定性和灵活性，从而减少跌倒的发生。适合老年人的运动包括太极拳、散步、慢跑、游泳、平衡操等。

（3）合理用药。指导老年人按医嘱正确服药，不要随意加药或减药，更要避免自行同时服用多种药物，并且尽可能减少用药的剂量，了解药物的副作用，注意用药后的反应。用药后动作宜缓慢，以防跌倒。

（4）选择适当的辅助工具。指导老年人使用长度合适、顶部面积较大的拐杖，并将拐杖、助行器及经常使用的物件等放在老年人触手可及的位置；有视觉、听觉及其他感知障碍的老年人，应佩戴视力补偿设施、助听器及其他补偿设施。

（5）创造安全的环境。保持室内明亮、通风良好，保持地面干燥、平坦、整洁；将经常使用的东西放在老年人伸手容易拿到的位置，尽量不要让老年人登高取物；保持家具边缘的钝性，防止对老年人产生伤害；对道路、厕所、灯等予以明确标志，并将其具体方位告知老年人；衣着舒适、合身，避免穿过于紧身或过于宽松的服饰，避免行走时绊倒；鞋子要合适，尽量避免穿拖鞋、鞋底过于柔软的鞋、过大的鞋、高跟鞋以及易滑倒的鞋；设置跌倒警示牌于病床床头，提醒患者及其照护人员，共同维护老年人的安全。

（6）调整生活方式。指导老年人及其家属，在日常生活中应注意：①避免走过陡的楼梯或台阶，上下楼梯、如厕时尽可能使用扶手；②转身转头时动作一定要慢；③走路保持步态平稳，尽量慢走，避免携带沉重物品；④避免去人多及湿滑的地方；⑤乘坐交通工具时，应等车辆停稳后再上下车；⑥起身、下床时宜放慢速度；⑦避免睡前饮水过多导致夜间多次起床如厕，晚上床旁尽量放置小便器；⑧避免在他人看不到的地方独自活动。

（7）保证良好的睡眠质量。夜间睡眠差可导致思维和判断力下降，易发生跌倒。老年人御寒能力差，夜间经常紧闭门窗，使室内空气不流通，加之白天活动少或白天睡眠时间过长，导致夜间入睡困难或易醒，故寒冷季节老年人跌倒发生率较高。应指导老年人适当增加白天的活动，保持室内空气新鲜。

（8）防治骨质疏松，减轻跌倒后损伤。指导老年人加强膳食营养，保持饮食均衡，适当补充维生素 D 和钙剂；绝经期老年女性必要时应进行激素替代治疗，增强骨骼强度，降低跌倒后的损伤严重程度。

第八节 衰弱的评估

案例 6-8

王某,男性,68 岁。退休 8 年来感觉体力越来越差,1 个月前摔倒导致骨折,需要在床上休养,由于活动量减少,食欲减退,体重下降了 10 斤,同时并发了心肺方面的疾病。老人在家期间情绪低落,心里恐惧自己要不久于人世。

请问:如何评估王先生是否存在衰弱及其衰弱程度?

一、衰弱的定义

衰弱(frailty)是指一组由机体退行性改变和多种慢性疾病引起的机体易损性增加的老年综合征。其核心是老年人生理储备下降或多系统异常,外界较小刺激即可引起负性临床事件的发生。老年衰弱往往是一系列慢性疾病、一次急性事件或严重疾病的后果。高龄、跌倒、疼痛、营养不良、肌少症、多病共存、多重用药、活动功能下降、睡眠障碍及焦虑抑郁等均与衰弱相关。

衰弱患病率随年龄增长而增加,女性高于男性。衰弱可以较确切、客观地反映老年人的慢性健康问题和医疗需求,预测残疾、意外伤害(如跌倒或骨折)、住院率、急诊就诊率甚至死亡,还可以解释疾病预后、康复效果和生活质量的差异。

二、衰弱评估的目的及意义

1. 可独立预测 3 年内的跌倒情况、行走能力下降情况、日常生活能力受损情况、住院时间、住院次数及死亡率。
2. 便于采取措施预防临床不良事件、减少护理需求、避免过度医疗行为。
3. 反映老年人健康功能状态及变化、健康服务需求,在公共卫生管理和干预等方面具有重要应用价值。
4. 衰弱的评估被认为是对高龄老年人进行危险分层的非常实用的工具。
5. 衰弱评估是老年患者免疫功能评价的临床指标之一。
6. 可作为老年人术前评估的依据,评价老年患者的器官功能状态,预测老年人对手术的耐受及术后并发症的发生风险。
7. 可为对不同衰弱程度的老年人进一步评估、治疗、采取护理措施提供参考依据。

三、衰弱评估的内容

（一）健康史

1. 一般情况。评估患者的年龄、性别、婚姻状况、教育程度、职业、饮食习惯、生活方式等。

2. 危险原因。引起老年人衰弱的原因有很多，需从多方面进行评估。

（1）遗传因素：不同种族基因的多态性可能影响衰弱的临床表现，如非裔美国人衰弱比例是其他美国人的4倍，墨西哥裔美国人的衰弱患病率比欧裔美国人高4.3%。

（2）生长发育：生长发育期的营养供给、体力活动（如劳动、体育锻炼等）等尤为重要，如果生长发育不良，则可因体能积累不足，导致老年期衰弱综合征的发生。

（3）增龄：年龄和衰弱患病率相关。随着年龄的增加，衰弱发生率显著增高。

（4）多种疾病共存：多种疾病共存是衰弱重要的危险因素之一。心血管系统疾病、血管异常、恶性肿瘤、肾功能衰竭、HIV感染、手术等均可促进衰弱的发生。此外，脑卒中、髋部骨折、慢性阻塞性肺疾病、糖尿病、关节炎、肌少症及某些亚临床问题亦与衰弱有关。

（5）营养不良和营养素摄入不足：营养不良是衰弱发生和发展的重要生物学机制。营养评分较差和摄入营养素少于3种（如蛋白质、锌、钙、叶酸和维生素A、C、E等）的老年人易发生衰弱。

3. 既往史。了解患者的疾病史、家庭史，有无多重用药问题等。

（二）衰弱的状况

1. 非特异性表现。包括：①有疲劳感，做事时无法集中精力或者做事感觉很费力；②不明原因的体重下降；③反复感染。

2. 跌倒和步态受损。衰弱的老人即使轻度疾病也会导致肢体平衡受损，不足以维持完整的步态，易出现跌倒等情况。

3. 衰弱老人多伴有脑功能下降，应激时可导致脑功能障碍加剧而出现谵妄。

4. 波动性失能患者可出现功能状态的急剧变化，常常表现为功能独立和需要人照顾交替出现。

（三）辅助检查

可用老年综合征评估量表评估老年衰弱，并计算衰弱指数。该量表比较准确、可靠且敏感。该量表将衰弱分为7级，并可以反映社会方面的因素。为了进一步评估痴呆老人的衰弱情况，重新修订了分级的方法，将老年人的衰弱情况分为9级。

(四) 心理社会状况

评估老年人有无不良心境，如焦虑、抑郁等。评估老年人的经济状况、社会地位等。

四、衰弱评估量表及使用方法

临床上常用 Fried 衰弱评估量表，包括体重下降、行走时间、握力、体力活动、疲乏的调查，见表 6-9。

表 6-9 Fried 衰弱评估量表

序号	项目	男性	女性
1	体重下降	过去 1 年中，意外出现体重下降 >10 磅（4.5kg）或 >5% 体重	
2	行走时间（4.57m）	身高 ≤ 173cm：≥ 7s 身高 >173cm：≥ 6s	身高 ≤ 159cm：≥ 7s 身高 >159cm：≥ 6s
3	握力（kg）	BMI ≤ 24.0kg/m2：≤ 29 BMI24.1～26.0kg/m2：≤ 30 BMI26.1～28.0kg/m2：≤ 30 BMI > 28.0kg/m2：≤ 32	BMI ≤ 23.0kg/m2：≤ 17 BMI23.1～26.0kg/m2：≤ 17.3 BMI26.1～29.0kg/m2：≤ 18 BMI > 29.0kg/m2：≤ 21
4	体力活动（MLTA）	<383kcal/ 周 （约散步 2.5 小时）	<270kcal/ 周 （约散步 2 小时）
5	疲乏感	您过去的 1 周内以下现象发生了几天？ 我感觉我做每一件事都需要经过努力； 我不能向前走。 0 分：<1 天；1 分：1～2 天；2 分：3～4 天；3 分：>4 天	

评分标准：具备表中 3 条及以上被诊断为衰弱综合征；不足 3 条为衰弱前期；0 条为无衰弱老人。

五、衰弱的护理计划与实施

治疗和护理的主要目标：①通过适当锻炼及营养补充等方法，患者活动耐力增加；②患者衰弱程度减轻，自理能力提高；③患者营养状况改善，适应身体需要；④患者未发生跌倒等不良事件。

(一) 一般护理

1. 日常生活护理。戒烟限酒，摄入充足的营养物质，包括微量元素和矿物质等，合理运动，防跌倒。

2. 基础疾病的护理。关注那些潜在的、未控制的、终末期疾病继发的衰弱，积极治疗基础疾病，如心衰、糖尿病、慢性感染、恶性肿瘤、抑郁和痴呆等，做好疾病的相关护理措施。

3. 去除诱因。即使无基础疾病，也要去除可纠正的因素，如药物、住院、手术及其他应激。

4. 支持性干预。预防肌少症、体力活动少和营养不良，规范高分解代谢药物（如茶碱、优甲乐等）的使用。

（二）用药护理

多种疾病共存是衰弱的潜在因素，如抑郁、心力衰竭、肾衰竭、认知功能障碍、糖尿病、视力及听力下降等均可促进衰弱的发生与发展。衰弱的预防和治疗应积极管理老年人所患疾病，尤其重视处理可逆转的疾病。评估衰弱老人的用药，合理并及时纠正不恰当的药物使用，不仅可以减少医疗费用，还可以避免药物不良反应对老年人的伤害。

（三）减少医疗伤害

对衰弱老人来说，各种侵入性的检查和治疗会带来更多的并发症，甚至有时会增加患者的负担并损害其生活质量。因此，对中重度衰弱的老人应该仔细评估患者的情况，避免过度医疗行为。

（四）综合管理模式

护理应以患者为中心，强调多学科团队合作及对衰弱老人进行老年综合征的评估和管理，团队参与的照护极为重要。团队应包括老年医学家、护理人员、临床药师、专业治疗师、沟通人员和社会工作者。全面的老年护理计划和老年住院患者的急性护理均以提高功能为目标。个体化的护理目标对衰弱老人也非常重要，可帮助老年人保持自己的价值观和意愿。

（五）心理调适

减少老年人社会经济和环境中的应激源，可延缓衰弱的进展。指导老年人通过放松、参加各种社交活动等方式释放不良情绪，如焦虑、抑郁等。

（六）健康指导

锻炼是提高老年人生活质量和功能最有效的方法。锻炼可增加活动灵活性和日常生活能力、改善步态、减少跌倒、增加骨密度及改善一般健康状况。可指导老年人进行自我锻炼，包括适当的太极拳。此外，还有个性化的基于视觉反馈的平衡训练、家庭和社会支持的自我锻炼等。

小结

老年人由于年老体衰、智能和感官以及运动功能障碍等引发的一系列健康问题所引起的跌倒、疼痛、尿失禁、营养不良等，我们称之为"老年综合征"。据统计显示，有约30%的居家老年人和约50%的住院老年人有尿失禁，约80%的老年人有营养不良……随着老龄化的加剧，老年人健康问题发生率不断上升，老年患者占有约60%的急诊量、约49%的住院日和约85%的长期照护床位，这是老年医疗卫生服务体系面临的极为严峻的考验。通过对老年综合征的认识，我们采用多学科方法评估老年人的躯体状况、功能状态、精神心理和社会环境等，制订和启动以保护老年人健康和功能状态为目标的治疗计划,从而最大限度地提高老年人的生活质量。在评估过程中,工作人员要对老年患者状况(一般资料、发生综合征的原因、既往史、辅助检查、心理社会状况等)进行全方面了解,掌握老年综合征常用评估量表,并进行准确评估,判定老年综合征的程度,进而制定老年综合征护理的总体目标(正确认识综合征、接受综合征症状的存在、使综合征得到改善或减少发生),并给与其适当的护理措施(药物应用、运动锻炼、心理调适及健康指导)。

参考文献

[1] 化前珍,胡秀英.老年护理学[M].4版.北京:人民卫生出版社,2017.

[2] 吴仕英,肖洪松.老年综合健康评估[M].成都:四川大学出版社,2015.

[3] 国家卫生健康委办公厅,国家中医药管理局办公室.老年护理实践指南(试行)[M].北京:人民卫生出版社,2020.

[4] 张会君,张延红.老年护理学[M].2版.南京:江苏凤凰科学技术出版社,2021.

[5] 苏洋,李欣,邓程霖,等.老年综合评估工具的研究进展[J].中国老年学杂志,2019,39(5):1270-1273.

[6] 施红,赵烨婧,邓琳子.老年综合评估的临床意义与应用进展[J].中国心血管杂志,2021,26(5):413-417.

[7] 宗世法.嵌入性视角下"智慧健康养老服务模式"的建构:对"北科养老"的个案研究[J].贵州民族大学学报,2020,180(2):44-128.

[8] 徐桂华.健康管理视域下养老机构老年人分级照护模型研究[J].中国全科医学,2019,22(4):457-461.

[9] 吴彬江.基于健康管理理念的养老服务发展策略研究[J].南京医科大学学报,2020,20(4):351-354,369.

学习检测

检 测 题

一、单选题

1.引起老年人跌倒的外在因素是(　　)。

A.老年人走路不稳

B.直立性低血压

C.口服降糖药物

D.老年人焦虑、抑郁

E. 地面不平坦

2. 不适合老年人的运动项目有（　　）。

A. 慢跑

B. 太极

C. 足球

D. 游泳

E. 八段锦

3. 一名新入院患者的疼痛评分结果是中度疼痛，那么他的疼痛评分可能是（　　）。

A.1 分

B.6 分

C.7 分

D.3 分

E.0 分

4. 引起老年人伤害最常见的原因是（　　）。

A. 交通事故伤

B. 跌倒

C. 一氧化碳中毒

D. 烧伤

E. 药物中毒

5. 老年人产生压疮的最主要原因是（　　）。

A. 局部组织长时间受压

B. 皮肤受潮湿刺激

C. 年老、体弱、营养不良

D. 病原菌侵入皮肤组织

E. 感觉、运动功能减退

6. 一位69岁的老年妇女，10年前患上尿裤子的毛病，平时不动的情况下还算正常，可一咳嗽、打喷嚏或干活时就会控制不住漏尿，该妇女的尿失禁属于（　　）。

A. 充溢性尿失禁

B. 无阻力性尿失禁

C. 反射性尿失禁

D. 急迫性尿失禁

E. 压力性尿失禁

7. 一位老年人体重指数 18.1，他属于（　　）。

A. 轻度消瘦

B. 营养正常

C. 中度消瘦

D. 重度消瘦

E. 肥胖

8. 老年人进水量包括水、汤、果汁、粥等，每日总量不超过（　　）mL。

A.1000

B.1500

C.2500

D.2000

E.1800

9. 老年大便失禁也叫肛门失禁，是指每天至少（　　）不随意控制的排便和排气，粪便及气体不自主地流出肛门外，为排便功能紊乱的一种症状。

A.2 次或 2 次以上

B.3 次或 3 次以上

C.4 次或 4 次以上

D.2 次或 2 次以上不成形稀便

E.3 次或 3 次以上不成形稀便

10.关于便秘患者饮食调节的说法错误的是（　　）。

A. 多饮水，如无限制饮水的疾病，则应保证每天的饮水量在 1000～1500mL 左右。

B. 摄取足够的膳食纤维。

C. 多食产气食物及维生素 B 丰富的食物，促进肠蠕动。

D. 增加润滑肠道食物。

E. 少饮浓茶或含咖啡因的饮料，禁食生冷、辛辣及煎炸刺激性食物。

二、多选题

1. 老年人营养缺乏的临床表现包括（　　）。

A. 疲倦、烦躁

B. 抵抗力降低

C.BMI＞24

D. 体重减轻

E. 伤口难以愈合

2. 导致老年人睡眠障碍的因素包括（　）。

A. 饮用浓茶

B. 过度担心

C. 急性应激反应

D. 睡前运动过多

E. 室内安静整洁

3. 老年人用药宜遵循（　）。

A. 用药方便

B. 用药安全

C. 个性化用药

D. 品种少且有效

E. 疗程宜长

4. 导致老年尿失禁的因素包括（　）。

A. 盆底肌退化

B. 职业特点

C. 糖尿病

D. 抑郁症

E. 尿路感染

5. 老年便秘的表现包括（　）。

A. 肠鸣音减弱

B. 腹部胀痛

C. 食欲减退

D. 疲乏无力

E. 大便带血

参考答案

单选题：1.E　2.C　3.B　4.B　5.A　6.E　7.A　8.D　9.A　10.A

多选题：1.ABDE　2.ABCD　3.ABCD　4.ACDE　5.ABCD